ねころんで読める 漢方薬

やさしい漢方入門書
ナースと研修医が知っておきたい漢方のハナシ

芝大門 いまづクリニック 院長
今津嘉宏 著

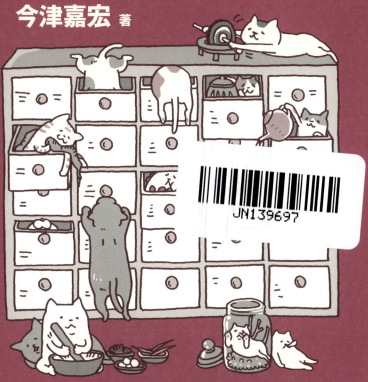

MCメディカ出版

はじめに

　幼少のころ、祖母の「早起きは三文の徳」や「風邪のときは温める」といった教えの由来はどこから来たものなのか、いつも疑問に思っていました。祖母が学んだことなのか、祖母もまた親から教えられたことなのか、亡くなった今となっては確かめることもできないのですが、医療に携わる中で、祖母の教えのひとつひとつを医学的に説明できないか考えるようになりました。すると睡眠と健康の関係から「早起きは三文の徳」の理由を説明できるようになり、免疫と感染症の関係から「風邪のときは温める」理由を説明できるようになりました。

　外科医として手術をする毎日を送っていた中、「葛根湯」や「証」という言葉を聞いて、学生時代に学ばなかった学問があることに気づいてはいましたが、漢方医学を基礎から学習する機会はありませんでした。祖母の教えと同じように、漢方医学もまた何となく気になる存在でした。しかし約20年前、漢方医学を基礎から学ぶ機会があり、その後、実際に診断から治療を行うときに西洋医学と漢方医学の両方から患者さんを診る「目」を身につけることができたおかげで、漢方医学に対するモヤモヤした気持ちはなくなっていきました。

　そして今、これから漢方医学を学ぼうと思っている皆さんへ、祖母の教えと同じようにわかりやすく理解できる言葉を使って漢方を解説する機会をいただきました。

　漢方医学では、見慣れない漢字や聞き慣れない単語が使われていることに抵抗感を持つ方が多いと思います。また理論的というよりも、経験談や言い伝えを中心とする解説に辟易する方もいらっしゃるでしょう。これまであった漢方医学の教科書のように、概念的で小難しい漢方医学ではなく、直感的で論理的に理解できる漢方医学を届けたいという強い思いでまとめました。この本を通して、漢方医学を好きになっていただけたら最高に幸せです。どうぞ漢方医学を楽しんでくださいね。

2017年9月

芝大門 いまづクリニック 院長

今津 嘉宏

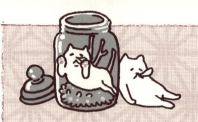
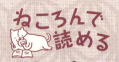

Contents

はじめに 3

1章：このくらいは知っておこう！
漢方と漢方薬のハナシ

1. 漢方は実は日本オリジナル 8
   〜漢方医学の起源って…？〜
2. 民間薬とどう違う？ 14
   〜漢方薬の立ち位置は？〜
3. 「虚実」「陰陽」って何だ？ 22
   〜漢方医学の2進法〜
4. 病期に合わせた処方が大事 28
   〜太陽病なので早退します！〜
5. 西洋薬と何が違う？ 33
   〜漢方薬を味わってみよう！〜
6. 気血水で何がわかる？① 「気」とは 39
   〜病気は「気」のせい？〜
7. 気血水で何がわかる？② 「血」「水」とは 44
   〜鶏が先か、卵が先か〜
8. 五感を使ったアセスメント 四診 50
   〜人は見た目で判断する〜

2章：フィジカルアセスメントに漢方医学を活用しよう

1. めざせ推理探偵！ 望診（ぼうしん）だけでどこまでわかるか？　56
2. 漢方医学のフィジカルアセスメント①　舌診（ぜっしん）　59
3. 漢方医学のフィジカルアセスメント②　脈診（みゃくしん）　63
4. 漢方医学のフィジカルアセスメント③　腹診（ふくしん）　68

3章：これだけは必須！
副作用に注意すべき生薬と基本の漢方薬

1. 副作用に注意すべき生薬
1. アドレナリンの原材料　麻黄（マオウ）　78
2. トリカブトの毒　附子（ブシ）　80
3. 漢方薬の7割以上に含まれる　甘草（カンゾウ）　81
4. 下剤プルゼニドと同じ成分　大黄（ダイオウ）　84

2. 各症状に効く代表的な漢方薬
1. 風邪をひいたとき　86
2. むくみがあるとき　90
3. 下痢をしたとき　93
4. 便秘になったとき　96
5. 腰痛になったとき　101
6. 頭痛がするとき　103
7. めまいがするとき　106
8. 肝疾患（柴胡（サイコ）を含む処方）　109
9. 口内炎ができたとき　114
10. 月経に関するトラブル　115

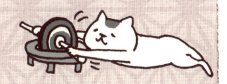

4章：漢方薬の使いかたと副作用のハナシ

1. 謎に包まれた薬物動態 120
　〜胃の状態は万全に！〜

2. 甘草（カンゾウ）による偽アルドステロン症 126
　〜生薬のチェックは忘れずに！〜

3. 小柴胡湯（ショウサイコトウ）事件から学ぶこと 131
　〜使い方を誤らないために〜

4. 西洋薬と併用する際の注意点 136
　〜ストップ！漢方チャンポン〜

5. 附子（ブシ）の取り扱いは要注意！ 142
　〜トリカブトの安全な使い方〜

6. 下剤を使えば下痢をする 148
　〜こんなはずじゃなかった…！〜

case study
春になると便通が不安定に 155

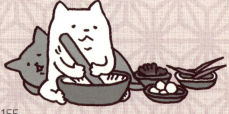

コラム
①服薬のタイミング　食間っていつ？　21
②飲み方の工夫　苦くて飲めません！　38
③女性にこそ漢方薬　49
④便秘の腹部所見　74
⑤冷え性は存在するのか　75
⑥服用期間ってどれくらい？
　長く飲んでいてもよいの？　125
⑦在宅医療で活躍する漢方薬　135
⑧統合医療とは？　141
⑨富山の薬売り　147
⑩がん漢方の今　152
⑪子どもへの漢方薬投与とオブラートの使い方　154

1章
このくらいは知っておこう！
漢方と漢方薬のハナシ

1. 漢方は実は日本オリジナル

漢方医学の起源って…？

漢方は日本のオリジナル

「中国に行ってきた友人から、本場の漢方薬をお土産にもらった」
「韓国で漢方の診察を受けてきた」

　外来に来たある患者さんが、「先生は専門家だからわかるでしょ！」とバックの中から袋をとりだし、「これ、何ですか？」と質問してきました。友人からもらったという「本場の中国のお土産」の袋には、乾燥した葉や枝が入っていた、なんていうことが漢方医学を専門にやっていると日常茶飯事です。そんなときは「中国で作っている農作物の残留農薬が問題になったのを覚えてますか？」と切り返すようにしています[1]。
　たしかに漢方医学を勉強していると、植物の名前をたくさん覚えるので、患者さんにとっては友人からもらったお土産を解読するのに便利な存在かもしれないなぁと納得しつつ、「漢方が日本のオリジナルだってこと、知ってます？」と、このチャンスを活かすことにしています。
　香港を歩いていると、街のあちこちに「漢方薬」の文字を見つけることができますし、ソウルでも「本場で漢方の診察を受けませんか？」といった広告を目にします。たしかに観光旅行のついでに「漢方の診察を受けてきた」と自慢するのも一興ですからね。でも、患者さんにそんな話を聞いたときは「漢方の本場は中国でも韓国でもありませんよ」と切り出します。そう、漢方は日本のオリジナルだからです。

和服は中国が本場?

　日本の和服は、わたしたち日本人が世界に誇る伝統です。四季折々の自然の変化を大切にしている日本人が、毎日の生活に欠かせない衣服とした和服。誰も和服を中国が本場だとは思いませんよね。でも、和服は「呉服」とも呼ばれています。3世紀中頃、中国の揚子江南部にあった胸元でえり合わせをする呉の国の衣服が日本に伝えられ、この垂領式の呉服を日本の衣服の起源としているからです[2]。

　これと同じように、日本で独特の医学として発展した漢方医学は、室町時代に仏教と一緒に伝来した中国の医学（中医学）が永い年月をかけて熟成させた学問です[3]。

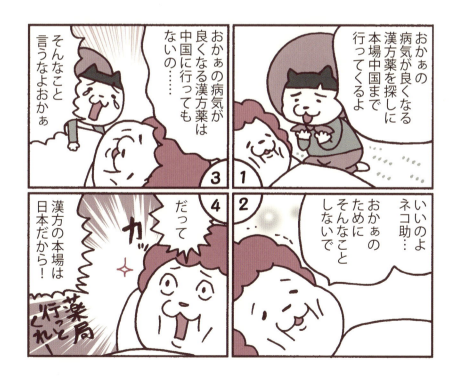

漢方医学の起源

日本最古の医学は何だと思いますか？ それは日本神話のひとつ、古事記に記載されています。

> 於是大穴牟遅神、教告其菟、今急往此水門、以水洗汝身、即取其水門之蒲黄、敷散而、輾転其上者、汝身如本膚必差。故、爲如教、其身如本也。此稲羽之素菟者也。
>
> 大穴牟遅神（おおなむぢのかみ）はサメに皮膚をむしり取られ海の水に肌をさらして苦しんでいるウサギに「すぐに河口へ行って、海の塩水で痛んだ肌を洗い流し、がまの穂を敷き散らし、その上を転がって痛んだ皮膚に花粉をつければ、必ず癒えるだろう」と諭した。するとウサギは回復したという。これが、稲羽の素兎（しろウサギ）である。
>
> 出典：倉野憲司校注. 古事記. 東京, 岩波文庫, 1963.

ここに登場するがまの花粉は、isorhamnetin（イソラムネチン）などが含まれているので、止血や傷に効果があります。フラスコも顕微鏡もなかった時代では、言い伝えや親の経験から病気やけがへの対処方法を学んだのでしょう。そんな知識が積み重なって現代まで引き継がれてきたものが伝統医学です。その伝統医学に、中国から伝わった中医学が合わさって、漢方医学になりました。漢方医学には、日本の風土と日本に住む人にとって必要な知恵と経験が詰まっています。

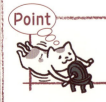

Point
漢方は日本の風土と日本に住む人によって育まれた日本独自の医学である。

漢方医学は "Kampo medicine"

　漢方医学と中医学、韓医学は似ています。日本人と中国人、韓国人の見た目が似ているように、日本語と中国語で「安心」は「あんしん」と発音し、韓国語では「あんしむ」になります。つまり、それぞれの学問にも共通点があり、一緒だと混同されても不思議はありません。

　しかし日本語と中国語、韓国語が違うように、国によって天候や地形が異なります。そこに住む人の生活も、おのずと違いが出てきます。生活習慣は高血圧や糖尿病、高脂血症など生活習慣病の発生頻度や重症度に大きく関係してきます。漢方医学は日本の伝統医学です。日本の天候や地形で育った人に起こる病気やけがのための医学です。

　漢方医学は、英語表記で「Kampo medicine」と訳されます。中国で行われている伝統医学は中医学「Traditional Chinese medicine（TCM）」、韓国の伝統医学は韓医学「Traditional Korean medicine（TKM）」です。漢方医学と中医学、韓医学は世界的に見ても異なった学問と考えられています。

　漢方医学では虚実、陰陽、気血水といったシンプルでわかりやすい理論が使われています。中医学では弁証論を中心に、病気の状態を細分化する理論が使われています。韓医学は四象学によって4つの体質を4つのタイプに分類する理論が使われています。どれも個性的な考え方で、風邪一つとっても診断結果から治療法まで異なります。

　あるとき、中医学の医師と韓医学の医師と一緒に診察する機会に恵まれました。診察室で1人の患者さんを同時に3人で診察し、診断から治療方針の検討をそれぞれしたところ、結果は3者3様となりました。同じ医師であっても、教育プログラムや相手から受ける印象はそれぞれ違います。ましてや各国の伝統医学で使われている医学理論も異なるわけですから、診断結果も治療薬もおのずと違ったわけです[4]。

漢方がわからない理由

　ベテラン医師や薬剤師、看護師の多くは、「漢方医学は信じられない」「漢方薬は効かない」と頭ごなしに考える傾向があります。私にも知らないことを否定したくなる気持ちはよくわかります。ベテラン医師、薬剤師、看護師が漢方医学や漢方薬について詳しく知らない理由は何だと思いますか？

　1883（明治16）年10月23日、「医師免許 規則布告第三十五号第一条」が公布され、明治政府は医業を国家資格にしました。このとき、東京医学校ではミュルレルらドイツ人教師が講義を担当し、日本の医学はドイツ医学を中心とした教育が施されました[5]。

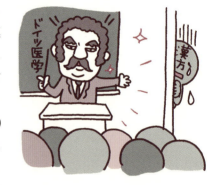

　幕末まで日本の医療を支えてきた漢方医学は、医師国家試験の受験科目には含まれませんでした。このため漢方医学は日本の医療現場から徐々に姿を消していったのです。それから約100年が経過した2001年に、文部科学省による医学教育モデル・コア・カリキュラムの到達目標に医学部では「和漢薬を概説できる」が追加掲載されました。2002年には薬学教育モデル・コア・カリキュラムにも必須科目として採録され、薬学部でも漢方医学の教育が始まりました。これをきっかけに医学部や薬学部の卒前教育カリキュラムに漢方医学が組み込まれたことから、最近では漢方医学の基礎的な知識を身につけた医師や薬剤師が臨床の現場で活躍するようになりました。

　しかし、病院や診療所で働く卒後10年以上の経験を持つ医師や薬剤師は、漢方医学を学生時代に学んだ経験がない可能性が非常に高いわけです。これが「漢方がわからない理由」です。

2017（平成29）年4月、歯学部と看護学部の教育モデル・コア・カリキュラムにも漢方医学が組み込まれました。現在は、歯学部と看護学部でも、漢方医学を学ぶようになりました。
　これから臨床の現場に、漢方医学の知識を身につけた歯科医師、看護師が活躍するようになります。漢方医学を中心とした多職種による医療システムが活性化されることで、すべての患者さんへ全人的医療を提供できるようになります。

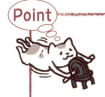

Point
医学部、歯学部、薬学部、看護学部の教育モデル・コア・カリキュラムに漢方医学が組み込まれるようになり、基礎的な知識を身につけた医師・歯科医師・薬剤師・看護師が臨床の現場で協力し合って活躍するようになります。

〈引用・参考文献〉
1) 厚生労働省．食品中の残留農薬等．http://www.mhlw.go.jp/stf/seisakunitsuite/bunya/kenkou_iryou/shokuhin/zanryu/（2017年6月閲覧）
2) 一般社団法人全日本きもの振興会編　きもの文化検定公式教本Ⅰ　きものの基本．2015，東京，ハースト婦人画報社，180p．
3) 小曽戸洋．中国医学古典と日本．日本東洋医学雑誌．47（2），1996，227-44．
4) 今津嘉宏．気になる疑問をスッキリ解決！Dr.今津の漢方薬入門（第2回）漢方医学と西洋医学の違いってなに？．看護技術．59（2），2013，187-93．
5) 吉良枝郎．明治維新の際、日本の医療体制に何がおこったか．日東医誌．57（6），2006，757-67．
6) 今津嘉宏ほか．80大学医学部における漢方教育の現状．日本東洋医学雑誌．63（2），2012，121-30．

2. 民間薬とどう違う?
漢方薬の立ち位置は?

サプリメントで病気が治る?

　外来へやってくる患者さんたちに話を聞いてみると、さまざまなサプリメントを服用しています。ゴマをすりつぶしたものや深海魚の軟骨など、手のひらいっぱいに飲んでいる人も多いようです。特にがん患者さんたちの44％がサプリメントを含めた補完代替医療を活用しているという調査結果があります。この結果からすると、医療従事者は一応サプリメントを含めた健康食品についての知識が必要だと考えられます。最近はトクホや保健機能食品など種類も増えてきましたから困ってしまいますよね。
　一番困る質問が、「サプリメントで病気が治りますか？」「健康食品で元気になりますか？」というものです。病気で病院へ通院している患者さんですから、何らかの薬物療法が行われています。そこへサプリメントや健康食品が加わるので、患者さんは薬が効いたのではなく、サプリメントや健康食品の効果で良くなったと思ってしまう傾向があるようです。本当に厄介ですね。

サプリメントは大根と同じです

　患者さんから「サプリメントを飲んでいるのに膝痛がよくならない」「トクホのお茶で痩せないのはなぜ？」と相談されることがあります。そんなとき、漢方薬も含めて大きな誤解があることを説明するようにしています。
　厚生労働省ではサプリメントと薬品との違いを明確に示しています。サプリメントは食品で、薬品は薬事法で扱うものです(図1)。私は患者さん

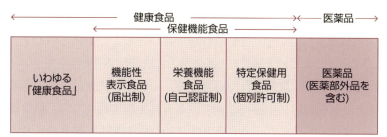

出典：厚生労働省．「健康食品」のホームページ．http://www.mhlw.go.jp/stf/seisakunitsuite/bunya/kenkou_iryou/shokuhin/hokenkinou/

図1　健康食品と薬品との分類

へ「サプリメントは八百屋で売っている大根と同じ食品です」と説明しています。体に良い食品はたくさんありますが、「サプリメントは薬ではないので病気が治ると言いきるのは難しい」「含まれている成分がどのぐらいか確認できない」「良い成分に加え悪い成分も含まれているかもしれない」などいくつも例を挙げて説明するようにしています。

トクホについて

　食品の中に、特定保健用食品（トクホ）があります[1]。トクホは、「食生活において特定の保健の目的で摂取をする者に対し、その摂取により当該保健の目的が期待できる旨の表示をする食品」と定められています。簡単に言えば「大根を食べると良いかもね」という感じです。トクホには①条件付特定保健用食品、②特定保健用食品（疾病リスク低減表示）、③特定保健用食品（規格基準型）の3種類があります。

どの大根を選べば良いか

　サプリメントやトクホは健康食品なので、病気に良いかどうかについては疑問が残ります。サプリメントやトクホを選ぶのは、ちょうど八百屋でどの大根が良いか選ぶのに似ています。細長いの、太いの、色が白いの、ヒゲが生えているの……大根の種類、地域、季節によっても違ってきます

し、保存状態や使った農薬の種類などさまざまな条件が重なり合っており、「大根は健康に良い」と自信を持って言いきることが難しいです。サプリメントもトクホもそれと同じだと患者さんに説明するとわかりやすいです。

　健康食品は法令で規定されていません。一般的に健康に関する効果や食品の機能などを表示して販売されている食品を指す言葉です。保健機能食品には、健康食品のうち、それぞれ生理的機能やある保健機能を示す有効性や安全性などに関して国の審査を受け、厚生労働大臣によって有効性にかかわる表示の許可あるいは承認された食品（特定保健用食品）と、特定の栄養成分を含むことを厚生労働大臣が定めた基準に従って栄養成分の機能を表示する食品（栄養機能食品）、事業者の責任で科学的根拠をもとに商品パッケージに機能性を表示するものとして消費者庁に届け出られた食品（機能性表示食品）があります（p.15 図1）。

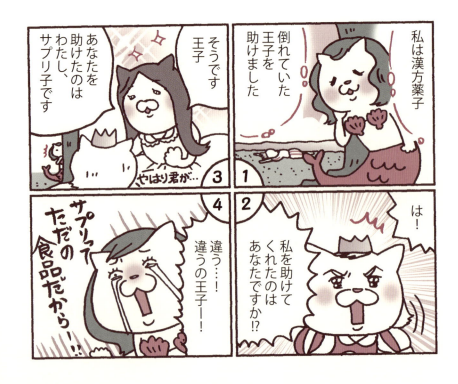

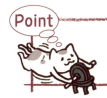

> **Point**
> サプリメント、トクホは食品であり、薬ではない。
> 食品は栄養となり、薬は治療となる。

民間薬と漢方薬

　では、民間薬について患者さんに説明できますか？　「民間薬」は一応薬の仲間なので何だか効きそうですよね。民間薬にはドクダミ茶やマムシドリンクなどがあります。どれも材料は１つです。それぞれの土地で手に入る材料を健康管理のために工夫したものです。ドクダミは抗菌作用を有するデカノイルアセトアルデヒドや利尿作用を有するクエルシトリンを含んでいます。また、マムシは昔から滋養強壮効果があるとされていますが、科学的根拠はありません。

　民間薬と漢方薬はどこが違うのでしょうか？　民間薬は単一の材料で作られていますが、漢方薬は複数の材料を組み合わせています。しかし民間薬にも百草丸®、正露丸®など複数の材料を組み合わせたものがあります。こうなると民間薬と漢方薬の違いがつきにくくなってきます。さらに海外の論文などにはサプリメントやハーブに漢方薬が分類される場合があるため間違えやすいです。これを理解するには薬品の分類と補完代替療法について知る必要があります。

医療用医薬品と一般用医薬品

　日本の薬は、保険診療で使用する医療用医薬品と、自由に購入することができる一般用医薬品（OTC医薬品）に分類されます（表１）。医師が処方せんを書いて患者さんに処方するものが医療用医薬品です。すべての医療用医薬品は薬事法で定められているのでチェックが厳しく、薬理作用が確認されています。もちろん、副作用や禁忌などの情報も蓄積されている

表1　医療用医薬品と一般用医薬品の比較

		医療用医薬品	一般用医薬品
定　義		医師もしくは歯科医師によって使用され、またはこれらの者の処方せんもしくは指示によって使用されることを目的として供給される医薬品をいう	医療用医薬品として取り扱われる医薬品以外の医薬品をいう。すなわち、一般の人が薬局などで購入し、自らの判断で使用する医薬品であって、通常、安全性が確保できる成分の配合によるものが多い
承認審査上の違い		医師などの管理が必要な疾病の治療・予防に使用されることを前提に、有効性および安全性を比較考量して審査される	一般の人が直接薬局などで購入し、自らの判断で使用することを前提に、有効性に加え、特に安全性の確保を重視して審査される
各承認事項ごとの対比	効能・効果	医師の診断・治療による疾患名（例：胃潰瘍、十二指腸潰瘍、胃炎、Zollinger-Ellison症候群）	一般の人が自ら判断できる症状（例：胃痛、胸やけ、もたれ、むかつき）
	用法・用量、剤型	医師が自らまたはその指導監督下で使用するものであって、用法や剤型に特に制限はない	一般の人が自らの判断で適用できるよう、 ・一般の人が使いやすい剤型（注射剤などは適当ではない） ・用量は、通常、医療用の範囲内としている
	使用上の注意	医師、薬剤師などの医療関係者にとって見やすくわかりやすいもの	一般の人に理解しやすいもの。症状の改善がみられない場合には、服用を中止し、医師、歯科医師または薬剤師に相談することを記載

出典：厚生労働省．第5回厚生科学審議会　医薬品販売制度改正検討部会　資料3　医療用医薬品と一般用医薬品の比較について．http://www.mhlw.go.jp/shingi/2004/09/s0906-6c.html

ので安心・安全に使うことができます。

　一般用医薬品は、医師の処方せんがなくても自由に購入することができます。医師の処方せんがなくても買える一般用医薬品にも、薬剤師しか販売できない第1類医薬品があります。一般用医薬品はちょっと風邪をひいたときや虫さされなど、医師の診察は面倒くさいけれど薬に頼りたいときに活用できるので便利です。しかし薬を使ってトラブルが起こった場合は

使った人の自己責任になります。安心・安全に使用するには、使う人が薬のことを理解して納得して使う必要があるわけです。

漢方薬は医療用医薬品？　一般用医薬品？

　漢方薬は医療用医薬品、一般用医薬品のどちらでしょうか。医師が処方せんで処方する漢方薬、例えば葛根湯(カッコントウ)は医療用医薬品です。しかし薬局で売っている一般用医薬品にも葛根湯(カッコントウ)があります。どちらも同じ名前なので混乱してしまいます。

　「漢方薬」という呼び名は「錠剤」「カプセル」「外用薬」という薬の分類と同じように使われているため混乱が生じてしまいます。中国や韓国の薬を「漢方薬」という呼び名で呼んだり、民間薬も含めて「漢方薬」と呼ぶことがあるためわけがわからなくなってしまっています。このことをうまく患者さんに説明できることが大切です。

　サプリメントやトクホは補完代替療法に含まれます。ヨガやアロマセラピーも補完代替療法です。動物に癒されたり、音楽を聞いて心和んだりするのも補完代替療法です。つまり日本の保険診療の範疇にないけれど、"何となく良さそうなもの"がある程度まとまって、やり方なり使い方が形になったものが補完代替療法に含まれます。この補完代替療法に民間薬や中国・韓国などの薬も含まれます。前述のとおり「漢方薬」という呼び名が総称として使われているので、「漢方薬は補完代替療法の薬」という理解に発展してしまうわけです。

　ここまで読んできた方ならおわかりだと思いますが、「漢方薬」という言葉は薬草や鉱石など自然のものを使った薬の総称なので、医療用医薬品であり、一般用医薬品であり、民間薬でもあります。中にはいかがわしい漢方薬や危険な漢方薬もあります。皆さんが、患者さんへわかりやすく漢方医学や漢方薬を説明するためには、ひとつひとつの言葉の意味を理解することが大切になります。

サプリメントを内服している患者さんへの助言

　みなさんは、健康のためにサプリメント、健康食品を使っていますか？「肌に良い」「髪の色がきれいになる」など、宣伝文句についつい、つられて買ってしまうことがあります。

　薬品の場合は、ちゃんと濃度や含有量が明記されていますから、安心して使用することができます。しかし、サプリメントや健康食品の場合、有効成分は列記されていますが、何％含まれているのか、何g入っているのか、明記されていないことがあります。つまり、不必要な成分が含まれていたり、かさ増しされている可能性もあるわけです。

　では、患者さんが、サプリメントや健康食品を使っていたとき、あなたなら、どんな助言をしますか？

　海外からの並行輸入品の場合、厚生労働省のホームページ「健康被害情報・無承認無許可医薬品情報」に、副作用情報が掲載されていますので、チェックしてあげましょう[4]。

　何種類か、使っている患者さんには、サプリメントや健康食品にも、副作用があることを理解してもらいましょう。

〈引用・参考文献〉
1) 厚生労働省．保健機能食品制度の創設について．http://www.mhlw.go.jp/topics/bukyoku/iyaku/syoku-anzen/hokenkinou/dl/24.pdf（2017年6月閲覧）
2) 厚生労働省．「健康食品」のホームページ．http://www.mhlw.go.jp/stf/seisakunitsuite/bunya/kenkou_iryou/shokuhin/hokenkinou/（2017年6月閲覧）
3) 厚生労働省．第5回厚生科学審議会 医薬品販売制度改正検討部会 資料3 医療用医薬品と一般用医薬品の比較について．http://www.mhlw.go.jp/shingi/2004/09/s0906-6c.html（2017年6月閲覧）
4) 厚生労働省．「健康被害情報・無承認無許可医薬品情報」．https://www.mhlw.go.jp/stf/seisakunitsuite/bunya/kenkou_iryou/shokuhin/daietto/index.html（2020年12月閲覧）

Column ① 服薬のタイミング　食間っていつ？

漢方薬はいつ飲めばいいの？

「漢方薬を飲むのは食前ですか？　食後ですか？」とよく質問されます。皆さんは漢方薬をいつ内服するのがよいとお考えですか。

骨粗しょう症の治療に使われるビスフォスフォネート製剤は、服用するタイミングが難しい薬剤の一つです。「早朝、空腹時に服用する」「コップ1杯の水で服用する」「服用後は飲食したり、横になったりしない」といった注意事項があります。消炎鎮痛薬は「食後に服用する」など、どんな薬も服用するタイミングには注意が必要です。

漢方薬は何となくいつ服用してもよさそうな気がしますが、保険診療に漢方薬が収載されたとき、「食前あるいは食間」と決められました。しかし1967（昭和42）年当時、漢方薬の体内動態については科学的に証明されていませんでした。

今から1000年以上前の書物には、漢方薬の服用は70％以上「空腹時」になっていました。500年ぐらい前の書物には30～50％の漢方薬について服用のタイミングが記載されています。そのほとんどが「空腹時に内服するように」と記載されていました。経験学的に漢方薬は「空腹時」がよいと考えられていたようです。

2002（平成14）年に「生体高分子の同定および構造解析のための手法の開発」でノーベル化学賞を受賞した田中耕一先生のおかげで、漢方薬の体内動態を解明することができるようになりました。田中先生、本当にありがとうございます！

研究の結果、漢方薬に含まれる有効成分は食物繊維に吸着されてしまうことがわかりました。つまり、消化管内に食物がある状態で漢方薬を服用すると、漢方薬の効果が減弱してしまうのです。この実験結果から、患者さんへ漢方薬の服薬指導をする場合は、「食前または食間」ではなく、胃から小腸に食物残渣がない状態（イメージとしては空腸）で内服してもらうとよいでしょう。

具体的に、漢方薬を内服するタイミングは、起床時、就寝時、出社時（登校時）、退社時（下校時）、午前10～11時、午後3～4時（おやつの時間）などから、患者さん自身に選んでもらうとよいでしょう。

3.「虚実」「陰陽」って何だ？

漢方医学の2進法

プログラミング言語と2進法

　「パソコンや携帯電話は2進法で動いている」と言われてすぐに理解できる人は、機械にくわしい方とお見受けします。プログラミング言語はJavaやC言語などに興味がある人ならわかりますが、わからない人にはまったく理解できない記号です。しかしどちらもコンピューターには欠かせないものです。

　プログラミング言語や2進法を知らなくても、スイッチを入れればパソコンは動きますし、携帯電話も使えます。漢方医学も、難しい理論を理解しなくてもうまく使えればよいのです。ちょっと興味がある人のために、漢方医学になくてはならない「虚実」「陰陽」という考え方について簡単に説明しましょう。

　まずコンピューターを例に挙げます。コンピューターは「0」と「1」の2つの電気信号の組み合わせを計算して、文字や画像に変換しています。つまり「2進法」で動いているのです。実は漢方医学の基本も同じ「2進法」です。「虚実」は「虚」と「実」に分けられ、すべてのものを「虚」あるいは「実」に分類します。同じように「陰陽」も「陰」と「陽」の2つに分けます。漢方医学がものすごく論理的で数学的な感じがしませんか？

「陰陽」は新陳代謝のバロメーター

　皆さんは自分のことを「陽気」あるいは「陰気」のどちらだと思いますか？　私の友人のヨシヒロ君は、「小さいころは内気で恥ずかしがり屋でいつもモジモジしていたけれど、医師の仕事を始めてからは患者さんに笑顔で話すことができるようになった。最近は宴会係を買ってでるほどになり、同僚から明るい性格だと思われている」とのことでした。ヨシヒロ君は小さいころは「陰気」だったけれど、現在は「陽気」と考えてよいでしょう。

　「陰陽」という考え方は哲学思想からきています。森羅万象、世の中のすべての物質や現象を陰（マイナス）と陽（プラス）の相対する2つに分け

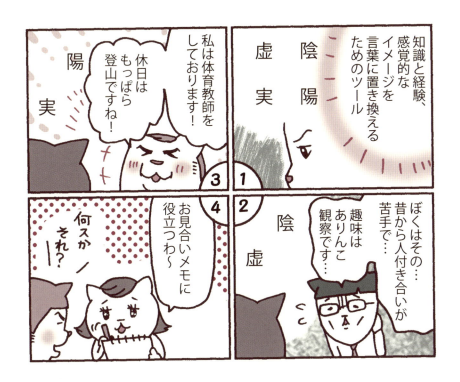

表1 陰陽の特徴

	陰	陽
からだの状態	低下傾向	正常から過剰傾向
病気に対する反応	弱い	正常から過剰
新陳代謝	低下傾向	亢進傾向
体質	冷え性	暑がり
発汗	あまり汗をかかない	汗をかきやすい
顔色	青白い	紅い
元気	元気がない	元気がよい
世代	高齢者	乳幼児
動作	緩慢	素早い
性質	陰気	陽気
体型	やせ型	肥満型

出典：今津嘉宏編. がん領域における漢方処方の組み立て方. 北島政樹監. がん漢方. 東京, 南山堂, 2012, 36-48.

て把握、認識する考え方です。「太陽と月」「山と海」「動と静」「男と女」「虚と実」「表と裏」はすべて「陰陽」で言いかえることができます。

　「陰陽」は新陳代謝を表しています。つまり新陳代謝が低下している場合は「陰」、亢進している場合は「陽」ですから、性格が暗く、痩せて細く、出不精な人は「陰」で、元気で明るく、体が大きく、運動好きな人は「陽」となります（表1）。

「虚実」は体質のバロメーター

　皆さんは仕事が楽しいですか？　それとも疲れて休みがちですか？　友人のミユキさんは「夏が苦手ですぐにバテてしまいやる気もなくなりますが、大好きな秋は元気であちこち旅行へ出かけています」とのことです。

　「虚実」は体質をはかりに掛けるバロメーターとなります。元気がないときは「虚」と考え、元気があるときは「実」となります（表2）。ミユキさんは夏は「虚」ですが、秋になると「実」であると判断できます。

表2　虚実の特徴

	虚	実
体型	やせ型	筋肉質
肥満	水太り	固太り
活動性	消極的、疲れやすい	積極的、疲れにくい
精神状態	ストレスに弱い、神経質	ストレスに強い、陽気
栄養状態	不良	良好
皮膚	乾燥気味、鮫肌	光沢、艶がある
筋肉	弾力がない、筋肉が少ない	弾力がある、筋肉が多い
消化機能	食が細い、食事が遅い 食後眠くなる、だるくなる 冷たいもので下痢 便秘でも平気、軟便傾向、兎糞	大食、食事が早い 食べると元気になる 冷たいものが好き 便秘、便秘をすると気持ちが悪い
体温調節	夏ばて、手足が冷える、冷え性	夏ばてしない、冬に強い
声	弱々しい	力強い
血圧	低い	高い
睡眠	中途覚醒、短い、寝汗	熟睡、寝汗をかかない

「陰陽」と「虚実」の違い

　「陰陽」は新陳代謝、「虚実」は体質をはかるバロメーターだと説明してきました。2つのバロメーターの使いわけのポイントは簡単です。陰陽はあなたが受けた印象を「暗い（陰）」「明るい（陽）」で表現しています。あなたは疲れやすく体の弱い夏のミユキさんに「暗い」印象を持つでしょうし、社交的でリーダー資質のヨシヒロ君には「明るい」印象を持つでしょう。つまり目の輝きや声の調子など、ひとつひとつの要素で判断するのではなく、いくつかの情報（疲れやすい、身体が弱い、夏バテしやすいなど）の総合的な印象が「陰陽」を決めるポイントになります（表3）。

　「虚実」は病態や病期によって異なります。常に変化し、臓器別にも診断が異なってきます。つまり部分的な状態に対して「虚実」と診断します（表3）。

表3　陰陽と虚実の違い

	陰陽	虚実
全体と部分	全体として比較	部分を比較
変化のスピード	緩徐、おおまか	迅速、繊細
イメージ	白と黒をグラデーションで表現	白と黒で表現

出典：今津嘉宏．気になる疑問をスッキリ解決！Dr. 今津の漢方薬入門（第5回）患者さんから情報を「うまく」集める方法．看護技術．59（5），2013，79-84．

　友人のヨシヒロ君は「陽」で普段は「実」と診断できます。ヨシヒロ君が少し疲れたときは体力が「虚」になっていますが、すぐに回復するので全体としては「陽」だと診断します。疲労による変化は「体力」という部分にのみ注目したもので、全体として比較したものではないからです。
　だんだんと年を重ねると、ヨシヒロ君も筋力が落ちすぐに風邪をひくようになります。すると全体として「陰」と診断されるようになります。年齢的な変化は徐々に変わっていくため、「陰陽」は色がグラデーションで変わっていくイメージです。「虚白」はその時々で白黒はっきりしています。

電子カルテに記載できない印象を言葉にする

　何となく理解できる「陰陽」と「虚実」ですが、「実際にこれを使って何をどうすればよいのか」と問われると説明が難しくなります。
　人や物事から受ける印象を表現するとき、「患者さんの状態が何となくおかしい」ではなく、「患者さんは朝の状態と比較すると、少し『虚』に傾いているかもしれません」と言ってみるのはいかがでしょうか。あるいは「〇〇さんは昔会ったときから何だか変わってきた」ではなく、「彼の人生もこの数年で陽から陰にさしかかってきたようだ」なんて表現もできます。
　電子カルテが医療現場に導入されるようになり、すべての事象をデジタル化・数値化する試みがされています。しかし、医療は人と人がかかわる学問です。決して机の上で計算して答えが出るものではありません。皆さんの知識と経験から得られる印象や感覚的なイメージを周りと共有するた

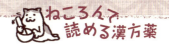

めに、言葉に置き換えるためのツールとして「陰陽」「虚実」を使ってみてはいかがでしょうか？ 医療で避けることができないファジーな部分を「陰陽」「虚実」で記録することができます。

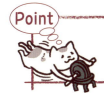

Point 五感で得た情報を形にするとき、「陰陽」「虚実」で現わしてみよう。

ガイドラインやマニュアルにない、医療の楽しみ方

　最近は、どんな病気にも学会が決めた治療方針に沿って、検査や治療が行われるようになりました。新人もベテランも、マニュアルどおりにことをすすめていれば、大きなトラブルもないため、安全に安心して患者さんに説明ができます。

　しかし、検査では異常を認めず、治療法が見つからないときは、どうしましょう。「あなたの訴えていることは、検査で異常がないので、病気とは言えません」「現代医学では、治療法がないので……」と、あきらめるしかないのでしょうか。

　そんなときこそ、漢方医学の出番です。

〈引用・参考文献〉
1) 今津嘉宏編. がん領域における漢方処方の組み立て方. 北島政樹監. がん漢方. 東京, 南山堂, 2012, 36-48.
2) 今津嘉宏. 気になる疑問をスッキリ解決！ Dr. 今津の漢方薬入門（第5回）患者さんから情報を「うまく」集める方法. 看護技術. 59（5）, 2013, 79-84.

4. 病期に合わせた処方が大事

太陽病なので早退します！

風邪のときは PL 顆粒®？

　皆さんは風邪のとき、どんな薬を服用しますか？　医師が処方する総合感冒薬といえば PL 顆粒®が多いです。しかしどんなときも PL 顆粒®でよいのでしょうか。鼻水が出始めたときや、のどが少し痛くなってきたときなどは PL 顆粒®がよく効きますが、発熱して体全体がだるくなってしまったときは PL 顆粒®が効かないことが多いです。風邪をはじめとした病気は時間と共に症状が変わり、重症化することがあります。それぞれの病気の進行に合わせた治療が必要です。

　風邪をひいたとき、最初は「背中がちょっとゾクゾクする」「のどに違和感がある」といった症状です。まず体がだるく、食欲がなくなり、それから高熱が出て、夕方になると下痢とともに寒気がして体全体が冷えてきます。すると疲れやすく、横になりたくなり、ひどくなると重篤な状態へ発展していきます。漢方医学では風邪をきっかけに体調が変化するとき、その状態に合った対応が必要です。決して漫然と PL 顆粒®や消炎鎮痛剤を処方することはありません。

「六病位」という考え方

　外科侵襲によるサイトカインの変化が起こると病態が変化し、炎症性および抗炎症性サイトカインのバランスが崩れ、Th2 細胞優位となりサイト

表1 六病位

太陽病	少陽病	陽明病	太陰病	少陰病	厥陰病
熱が出る時期			元気がない時期		
陽	陽	陽	陰	陰	陰
寒気、頭痛	食欲低下	高熱	下痢、体の冷え	疲労感	重篤な状態

出典：今津嘉宏. 周術期に使用するこつ. 漢方と最新治療. 22 (2), 2013, 133-40.

カインストームが起こります[1]。周術期管理ではサイトカインストームをいかにコントロールするかが大切です。漢方医学では病態の変化を6つに分けています。それぞれの病態は病気の進行とともに症状によって分けられます。この時間と共に変化する経過を「六病位」と呼びます。六病位には太陽病、少陽病、陽明病、太陰病、少陰病、厥陰病があります（表1）。初期症状の太陽病から始まり、病気の進行と共に重篤な状態となる厥陰病まで6段階に分類されます。

太陽病は風邪の初期で「背中がゾクゾクする」「のどの違和感」などの症状が認められます。頭痛、悪寒、発熱があるときなど、まだ仕事はできるけれど、このままだと風邪になりそうだと心配になる時期です。太陰病は、太陽病の時期から数時間あるいは数日経過したときの症状をいいます。外来へ患者さんが受診するときはすでに太陰病になっていることが多いです。症状が体の中を移動するイメージで、呼吸器系であればのどから気管の症状として咳が出始めます。消化器系であれば食欲がなくなり、食べたものが胃にもたれるなどします。

太陽病と太陰病の間の少陽病は症状が進むと、呼吸器系の症状が咳と痰になり、消化器系の症状は腹痛や便秘になります。陽明病は体力的に元気な人がなると言われています。つまり「陰陽」でいえば「陽」、「虚実」でいえば「実」の人がなる病態です。

太陰病から厥陰病までは全身症状が主体となります。発症から数日～数週間経過したときを指し、元気がない時期と考えてよいでしょう。太陰病は体の芯が冷えてしまった状態で、胃腸の働きが悪く消化不良を起こした

り、食べたものが消化できない状態です。少陰病になると体の芯だけでなく、手足末端まで冷えてしまいます。体力や気力もなくなるため臥床がちになってきます。厥陰病は重篤な状態と考え、起き上がることができず、場合によっては入院治療が必要な状態です。

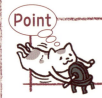

> **Point** 漢方医学には、病気の進行と症状によって病態を分ける「六病位（ろくびょうい）」という分類がある。

オーダーメイド治療

皆さんが風邪をひいたときのことをもう一度思い出してください。普段

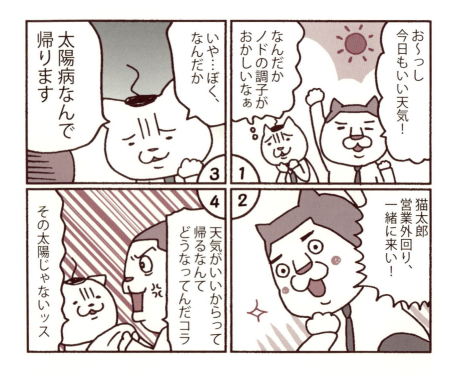

風邪をひくと「のどが痛い」程度で治まっていたのが、仕事が忙しく、体が疲れているときにはあっと言う間に体調を崩して寝込んでしまうことがありませんか？ つまり、同じ人でも体の状態によって病気の進行具合は変わるわけです。

漢方医学では、同じ風邪でも症状や病気の進み具合で治療法を変える必要があります。<u>六病位を基本にして「陰陽」「虚実」を考慮し、治療法を決めていきます</u>。

たとえば体力がなく、風邪をひくとすぐに体調が崩れて仕事を休むような人は、太陽病から始まるのではなく、太陰病から病気が始まっていると診断できます。また患者さんの話をよく聞くと、その人にとっての風邪の初期症状を見つけることができます。「夕方になると体が冷えて体調が悪くなる」「週末になると疲れてくる」「季節の変わり目になると体調がおかしい」といったサイクルがある人や、「人混みに行くとのどが痛くなる」「冷房の効いた部屋にいると体調が悪くなる」など環境に影響を受ける人もいます。きっかけとなる初期症状を見つけてあげることで、オーダーメイド治療ができるようになります。<u>漢方医学の最大の利点は十人十色の対応が可能であることです</u>。

病期に合わせた処方

ここでは六病位に合わせた治療法を紹介します。以下に挙げた漢方薬は一例に過ぎません。実際に患者さんを診て、いろいろと工夫してみてください。

1．太陽病

風邪の初期で「まだ症状が現れるかどうか」というときには、桂枝湯（ケイシトウ）か麻黄湯（マオウトウ）（→p.87）を使います。風邪の治療というよりは予防的な対応です。患者さんには「もし風邪をひきそうになったら内服してください」と説明します。いつもかばんの中に入れて持ち歩いてもらうとよいでしょう。桂枝湯（ケイシトウ）は「虚」の患者さん、麻黄湯（マオウトウ）は「実」の患者さん、あるいはの

どが痛くなる人に適していることが多いです。

2. 少陽病

　風邪の症状が少し進み、「体がだるくなったり食欲がなくなった」ときは小柴胡湯（→p.109）を使います。風邪をきっかけに上部消化管症状が出現するなど状態が少し悪化している状態です。

3. 陽明病

　風邪をひいて「高熱が出た」「口が渇く」「便秘になった」場合は白虎加人参湯を使います。この状態は「実」の患者さんに多く、「虚」の患者さんでは見られません。高熱のために発汗し、脱水のために便が硬くなった状態で、輸液療法が適応となる状態です。

4. 太陰病

　風邪の症状がさらに進み、「体がだるく食欲もなく、下痢をしたり体が冷える」ときは人参湯を使います。上部消化管症状から下部消化管症状へ移行し、消化吸収能力が低下した状態です。

5. 少陰病

　風邪の症状が強く「全身の倦怠感が強く、手足が冷える」ときは麻黄附子細辛湯（→p.89）を使います。この薬は「陰」の患者さんに用いることが多く、高齢者が適応となります。

6. 厥陰病

　風邪をこじらせてしまい、寝込んでしまったときは茯苓四逆湯を使います。茯苓四逆湯は人参湯と真武湯を混ぜることで代用できます。厥陰病は衰弱した状態の患者さんといえます。

〈引用・参考文献〉
1) 望月英隆．手術侵襲による免疫能変化．http://www.jsgs.or.jp/cgi-html/edudb/pdf/20040001.pdf（2017年6月閲覧）
2) 今津嘉宏．周術期に使用するこつ．漢方と最新治療．22 (2)，2013，133-40．
3) 今津嘉宏．よくわかる漢方薬講座 外科領域（周術期管理）．月刊薬事．55 (5)，2013，391-3．

5. 西洋薬と何が違う？

漢方薬を味わってみよう！

漢方薬を味わってみよう

　皆さんは漢方薬を服用したことがありますか？　もしなければ一度服用してみてはいかがでしょうか。大建中湯(ダイケンチュウトウ)はピリピリと辛く、甘麦大棗湯(カンバクタイソウトウ)は甘い味がします。「良薬は口に苦し」という言葉にふさわしい漢方薬と言えば黄連解毒湯(オウレンゲドクトウ)でしょう。これらはみんな個性が強い味です。

　大建中湯(ダイケンチュウトウ)はうなぎにかける山椒、料理に使う生姜、駄菓子屋で売っている水飴に朝鮮人参を煮立てたスープを乾燥させたものです。ピリピリと感じるのは山椒と生姜の味です。甘麦大棗湯(カンバクタイソウトウ)はたくあんの甘みをつける甘草(カンゾウ)、大麦、ドライフルーツにあるナツメからできているので甘く感じます。黄連解毒湯(オウレンゲドクトウ)はウコンやターメリックに似た黄色をした黄連(オウレン)、黄芩(オウゴン)、黄柏(オウバク)に、たくあんを黄色に色づけする山梔子(サンシシ)が組み合わされています。

　漢方医学では「匂いや味も治療のうち」と教わります。これは、漢方医学の論理に「五行説(ごぎょうせつ)」というものがあり、春夏秋冬や方角などが理論的に組み合わされているからです（表1）。

表1　五行説

春	夏	土用	秋	冬
酸味	苦味	甘味	辛味	塩辛味
青	赤	黄	白	黒
木	火	土	金	水
東	南	中央	西	北
風	熱	湿	燥	寒

森羅万象を自然科学で組み立てた理論。各行と各列はそれぞれ関係があるとされている。例えば一番上の行の「春、夏、土用、秋、冬」は1年の季節の移り変わりを意味していることがわかる。一方、一番左の列を見てみると「春、酸味、青、木、東、風」となっており、関係性がよくわからない。この関係性を知るためには、時代や地域による季節、味覚、色覚、星座、方角、気候について知る必要がある。

現在、医療用医薬品として使われている漢方薬の材料はほとんどが植物です。一部、牡蠣の殻や石膏などの鉱物が使われています。昆虫や爬虫類などは使われていませんので安心してくださいね。それぞれの材料は日本薬局方により規定された成分で、薬理作用が基礎研究で明らかになっています[1]。

漢方薬のレシピ

　仕事で疲れた後に、気の合った仲間とおいしい食事を食べるのは至福の一時ですよね。でもどんなに楽しい時間も料理の良しあしは大切な要素です。皆さんは得意料理、ありますか？
　私の得意料理は、夏の暑いときに作るピーマンとキュウリの浅漬けです。料理のレシピは簡単で、ピーマンとキュウリを一口サイズに手でち

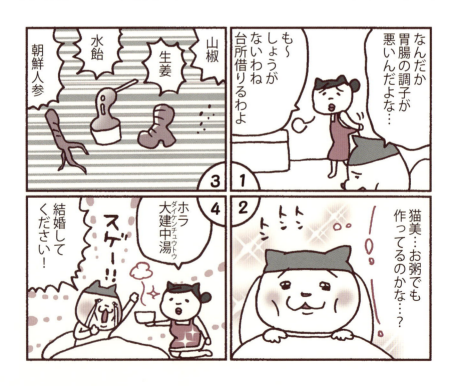

ぎったり叩いて小さくしたものを塩もみします。フライパンにごま油をひいたところへ砕いたニンニクを入れて熱し、よい香りがしてきたところで塩もみしたピーマンとキュウリにざっとごま油ごとかけます。あとは数時間、冷蔵庫で冷やしたらできあがり。夏の暑さで食欲がないときなど、爽やかなキュウリの風味とピーマンのほろ苦さが胃を刺激してくれます。ぜひ試してみてくださいね。

　料理のレシピと同じように漢方薬にもレシピがあります。大建中湯（ダイケンチュウトウ）なら、生姜：朝鮮人参：山椒＝5：3：2の割合と決まっています。どうしてこの割合になっているかを調べたところ、「科学的に証明できない」ことがわかりました。最近の研究でこの組み合わせの理由がやっと解明されたところです。基礎研究の結果では、大建中湯（ダイケンチュウトウ）の腸管運動を調節する薬理作用を検証したところ、山椒のみで同じような薬理作用を得ることができました。しかし、山椒に生姜と朝鮮人参を加えると、すべての生薬の量を減らせることもわかりました。つまり山椒の有効成分を抽出して薬理作用を持つ成分だけでも効果は期待できますが、投与量が多いと副作用の危険性が出てくるため、生姜と朝鮮人参を加えることで細胞膜のイオンチャネルを調節して、ごくわずかの成分で薬理作用が発揮されるようになっています。現在も基礎研究では、漢方薬の組み合わせの妙を完全に解き明かすまでには至っていません。

　まだまだ未知の世界の漢方薬ですが、数千年の時間をかけ、何世代にもわたって実際の人間によって試されてきた結果、現在の漢方薬のレシピが決められました。それぞれの時代に何度も薬草の量を変え、組み合わせを変え、最大限に効果を発揮しながらも副作用が最も少ない配合が現在に伝えられています。マウスを使った新薬の実験と比べ、実際に人間で作用や副作用を確認しながら確立された漢方薬の謎をひも解くことは、これからわたしたちに課せられた課題だと感じています。

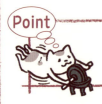

> Point
>
> 漢方薬は料理と同じ。使う食材と味付け（生薬の組み合わせ）が大切。

○○湯、□□散、△△丸って何？

　皆さんにも名前があるように、漢方薬にもそれぞれ意味のある名前がついています。分子標的薬の名前に「ニブ」や「マブ」がついている理由と同じように、漢方薬の「○○湯」「□□散」「△△丸」という名前にも意味があります[2)]。

　漢方薬で一番長い名前の薬は「当帰四逆加呉茱萸生姜湯」です。しもやけに使う漢方薬ですが、「当帰」は中に含まれる材料の名前、「四逆」は手足末端の冷え、「呉茱萸」「生姜」は中に含まれる材料の名前、「加」はそれを加えているという意味、「湯」は薬という意味です。

　昭和初期以降、漢方薬はエキス製剤が主流になりました。それまでは家で薬草を煮て漢方薬を作っていました。この作り方の漢方薬を「煎じ薬」といいます。煎じ薬は料理のスープと同じように、煮る鍋の種類や使う水などにこだわりがありました。しかし、現在のようなエキス製剤になってからは、いつでもどこでも内服できるようになりました。

　昔の漢方薬には、煎じ薬のように煮てスープとして内服するものが多く、「○○湯」という名前が付けられました。冷蔵庫や電子レンジがない時代には日持ちしない「○○湯」は1～2日で腐ってしまっていたでしょう。そこで症状があるときの頓服薬として「□□散」が作られました。これは漢方薬の材料を粉にして決められた割合で混ぜたものです。粉末なので湿気を帯びなければ1～2週間は保存ができたと考えられます。「△△丸」は薬草を粉末にしてハチミツで固め丸薬になっており、数週間は保存ができます。長期間内服する必要がある患者さんにとって「△△丸」は携帯する

にも便利だったと考えられます。そのほかには「●●料(リョウ)」という漢方薬がありますが、これは煎じ薬をエキス剤に"料理"したことを意味します。

　エキス剤ができるまでは、すべての漢方薬は煎じたりハチミツで丸めたりされていました。「漢方薬の作り方が変わると含まれる成分も変わるのでは？」と思う方もいらっしゃいますよね。実際、桂枝茯苓丸(ケイシブクリョウガン)という漢方薬に含まれる成分は丸薬と煎じ薬で違いがあり、シナモンに含まれる成分は丸薬の方が2倍多く、芍薬(シャクヤク)と牡丹皮(ボタンピ)に含まれる成分は煎じ薬の方が6倍多いそうです[3]。

エフェドリン（アドレナリン）って漢方薬？

　気管支喘息の患者さんが気管支拡張剤として使っているエフェドリンを発見した人は誰でしょうか？　答えは日本の薬理学者である長井長義(ながいながよし)氏で、1885（明治18）年に漢方薬の材料である麻黄(マオウ)からエフェドリンを発見しました。日本人の発見が、世界中の多くの患者さんを救っていると思うと何だか嬉しくなりますね。

　麻黄(マオウ)が含まれる漢方薬といえば、風邪薬で使われる葛根湯(カッコントウ)（→p.86）が有名です。花粉症に使う小青竜湯(ショウセイリュウトウ)にも含まれています。ほかにも大黄(ダイオウ)が含まれるプルゼニド（センノシド）が入っている漢方薬といえばナイシトール®の名前でやせ薬として販売されている防風通聖散(ボウフウツウショウサン)が有名です。また芒硝(ボウショウ)つまり、マグミット（酸化マグネシウム）が入っている漢方薬もあります。わたしたちが使っている西洋薬の原材料となっている生薬は、漢方薬の材料としても使われているのです。

〈引用・参考文献〉
1) 厚生労働省「日本薬局方」．http://www.mhlw.go.jp/stf/seisakunitsuite/bunya/0000066530.html （2017年6月閲覧）
2) もっとねころんで読める呼吸のすべて：ナース・研修医のためのやさしい呼吸器診療とケア2．大阪，メディカ出版，2016，152p.
3) 鳥居塚和生ほか．桂枝茯苓丸の製剤学的検討　煎剤および丸剤の成分比較．日本東洋医学雑誌．35(3), 1984, 185-9.

飲み方の工夫　苦くて飲めません！

「良薬は口に苦し」と言うけれど……

　昔から薬は苦くて飲みにくいことが多く、糖衣錠やシロップなどの工夫がされてきました。しかし、漢方薬はいまだに苦くてまずくて飲めないという人が多くいらっしゃいます。何とかしてもっと飲みやすい漢方薬を開発してもらいたいと思います。

　漢方医学を専門にされている医師から「漢方薬の味も治療に必要なのだから味わって飲むように」と指導された患者さんが、「どうしても飲めないので、その先生のところへ通院するのをやめました」という話を聞いたとき、「何だか本末転倒なことが起きているものだ」と感じました。

　確かに漢方薬の材料として使われている生薬に含まれる有効成分には芳香族（甘い香りのする成分。アロマセラピーなどでよく使われる）が多く、香りや味に薬理作用があります。しかし漢方薬自体を服用しなければ、薬効を得ることはできません。漢方薬を上手に飲む方法を以下にお教えしましょう。

苦い薬には苦い味を混ぜる

　ある漢方医学の勉強会で、子どもに漢方薬を飲ませるときは「ハチミツに混ぜるとよい」と聞いたことがあります。しかし、ボツリヌス菌の問題などから、子どもにハチミツを使うことに抵抗がある母親は多く、苦い漢方薬をいくら甘いハチミツに溶かしてもやはり苦い味が残ってしまい、大人でも内服が苦痛になります。

　そこで苦い薬には苦い味で対抗するのがよいと井齋偉矢先生（日高徳洲会病院）が教えてくれました。これは漢方薬にチョコレート、ココア、抹茶を混ぜるというものです。実際にやってみると漢方薬の独特の味がマスキングされて、小さな子どもでも抵抗なく飲めるようになります。ぜひ試してみてくださいね。

6. 気血水で何がわかる？① 「気」とは

病気は「気」のせい？

星座占い、信じてますか？

　私の勤めるクリニックのすぐ近くに、東京十社の一つ「芝大神宮」があります。寛弘2年9月16日（1005年10月21日）に創建され、天照皇大御神・豊受大御神が奉られています。ここには禊紙おみくじがあります。芝大神宮に参拝へ訪れた人は、自分の運勢を占うためにおみくじを引きます。皆さんも神社でおみくじを引いて大吉が出て喜んだり、引いてしまった凶のおみくじを枝に結びつけた経験があるでしょう。

　雑誌には星座占い、血液型占い、風水、四柱推命などさまざまな運勢占いが載っています。どれも人生に迷ったり、人間関係に疲れたりしたときに心の疲れを癒やしてくれます。占いの結果を信じるも信じないも人によって異なりますよね。

　漢方医学の診断理論は、どこか占いのような単語が並んでいますが、漢方医学の診断理論は決して占いではなく、医学という学問ですので、再現性があり科学的です。使われている用語が難しく理解しづらいため、誤解されがちなのです。

　ウイルスや細菌による感染症は体の外からもたらされる病気です。自己免疫疾患や腫瘍は体の中から発生する病気です。けがは外傷で体の外、ホルモン異常は内分泌疾患で体の中の病気です。これら体の状態が悪くなる原因を特定し、治療を施すのが現代医学です。発熱したら解熱剤を投与し、

痛みが出たら鎮痛剤を投与する。この病理解剖学に基づいた治療法は検査と診断が重要です。原因不明の発熱が感染症なのか、ホルモン異常なのか、腫瘍熱なのかを診断するために、血液検査で炎症を証明し、病態として原因を探索します。

インフルエンザを漢方診断すると…?

　江戸時代中期の医師である吉益南涯は気血水理論を提唱しました。この気血水の考え方が現代の漢方医学の基礎になっています。

　気血水理論は病理解剖学を基礎とした診断学ではありません。気血水理論はウイルスに感染したあなたがどんな症状なのかを「気」「血」「水」の3つのフィルターを通して分類する診断学・治療学です。

　たとえばA型インフルエンザウイルスに感染すると、高熱が出る前に関節痛や頭痛などの局所症状が発生します。その後、全身倦怠感と共に高熱が発生します。迅速検査で「インフルエンザ陽性」と診断できれば抗インフルエンザ薬を投与しますが、迅速検査で陰性の場合は対症療法となります。

　これが気血水理論ではどうなるのでしょうか。病理解剖学で原因がインフルエンザウイルスだと診断されても、小さな子どもと大人では症状が異なるでしょうし、進行も違うはずです。若年者と中高年者を比べても症状と進行は異なります。さらに徹夜続きの人と二日酔いの人を比べても変わってきます。つまり現代医学では、検査と診断を重んじた治療が行われるので、徹夜明けの人への治療と二日酔いの人への治療は同じになります。しかし気血水理論ではそのときの病態が診断と治療の重要な条件となるため、おのずと治療法は違ってきます。気血水理論は「病因に対する生体の反応をつかむこと」にポイントがあります。

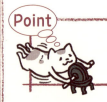

Point
同じ病気でも人が違えば治療法が異なるのが漢方医学。

「気」とは「元気がない、気分が落ち込む、気持ちが悪い」こと

　「元気」「気分」「気持ち」という言葉には「気」という字が入っています。つまり「気」とは「元気がない＝肉体が疲れている」「気分が落ち込む＝精神が疲れている」「気持ちが悪い＝胃腸（消化器）が悪い」と訳すことができます。

　病理解剖学では、肉体の疲れは内科あるいは整形外科などで扱い、精神の疲れは心療内科や精神科で対応します。胃腸が悪いときは消化器内科が対応します。どれも全く異なった領域になってしまいますが、漢方医学の気血水理論ではこれが同じになります。と言われても理解するのは難しいので、以下に簡単な例を挙げて説明します。

> 　徹夜続きのあなたに上司が無理難題を言います。いつものあなたなら難なくこなせるのでしょうが、眠くてクタクタなところへ、降りかかった問題があなたに重くのしかかります。元来、胃腸の弱いあなたは肉体的にも精神的にもきつく、思わず弱音を吐いてしまいます。

　前述したように、気血水理論では「気」は肉体的な変化、精神的な変化、消化器系の変化を意味します。徹夜明けのあなたに精神的なストレスが加わり、胃腸の症状が出たとき、原因はさまざまであっても、診断は「気」の異常となります。「気」の異常と診断されたあなたは、「気」の異常を改善する漢方薬で治療を行います。

「気」の病

　「気」の病にはどんなものがあるのでしょうか。肉体、精神、消化器系の状態はすべて「気」に含まれます。運動会で頑張りすぎた翌日のお父さん

は「気」の異常を認め、「気」の元気が目減りしているように感じます。嫌なことばかりが続いたとき、頑張りが利かなくなったあなたは「気」の異常を実感し、「気」の気分が低下しているように感じます。暴飲暴食が続いた朝には胃腸の調子が悪く、「気」の異常から「気」の気持ちが悪いことを実感することでしょう。これらはすべて「気」の病と考えられます。

「気」が目減りしていたり低下している状態を「虚実」で言い表すと「虚」の状態と言えるので、「気＋虚」＝「気虚」と診断します。「気虚」は肉体的、精神的なストレスがかかっている状態、消化器系が不調な状態です。ストレスと消化器系の不調が一緒のカテゴリーに分類されているのを不思議に感じると思いますが、「精神的ストレスで食べたくない」状態をイメージすると理解しやすいでしょう。

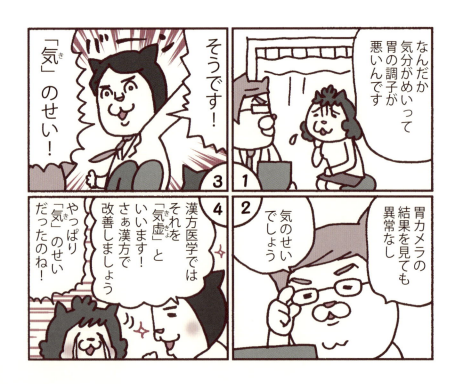

ほかにも気の異常には「気逆」「気鬱」というものがあります。「気逆」とは気の方向が誤っているために起こる病態です。気の流れが良ければ波風が立つことなく穏やかに過ごすことができますが、気の流れが間違った方向へいくと波風が立ちザワザワと問題が起こります。精神的に落ち着かなくなったり、動悸がしたり、不安定な状態となります。「気鬱」とは気が停滞している病態です。気があるところが停滞してよどんでいるため、何とも言えない違和感を感じたり、お腹が張ったりします。のどにものが詰まっているような違和感があったり、げっぷが出るなど気が巡っていない状態を言います。

「気」はこころ

日本人の6.1〜14.2％、消化器内科受診患者さんの約30％は機能性ディスペプシアと言われています。機能性ディスペプシアは「症状の原因となる器質的、全身性、代謝性疾患がないにも関わらず、慢性的に心窩部痛や胃もたれなどの心窩部を中心とする腹部症状を呈する疾患」とされています。機能性ディスペプシアに代表される機能性消化管疾患はゲノム、脳腸ペプチド、消化管運動異常、内臓知覚過敏、消化管免疫、粘膜透過性、腸内細菌、心理社会的因子などが関与していることが、国際的な疫学調査でわかってきています。

機能性ディスペプシアは肉体的問題、精神的問題と消化器症状が診断のポイントになるところが「気」の診断と共通しています。過敏性腸症候群の診断も同じです。これまで胃カメラを入れても所見がなく、「気のせいでしょう」と言われていた病気は、科学が進歩したお陰で理解されるようになりました。しかし漢方医学ではずっと昔から「気」の異常として診断されていたのです。驚きですよね。

漢方医学を学ぶことで、現代医学ではまだ解明されていない病態や治療法の見つかっていない病気を治すヒントを得ることができます。

7. 気血水で何がわかる？②「血」「水」とは

鶏が先か、卵が先か

床屋の縞模様

　皆さんは床屋の店の前に置いてある赤、青、白の縞模様が何を意味するかご存じですか？　中世ヨーロッパ、イギリスでまだ外科医がいなかったころ、刃物を扱うのが上手だった床屋に外科治療をお願いしたことから、動脈血の赤、静脈血の青、包帯の白を意味した縞模様になったという説があります。

　漢方医学の気血水理論では、「気」「血」「水」という目に見えないものをとらえて診断と治療に活用します。前項でも説明したように、「気」とは肉体的・精神的な問題と消化器系のトラブルを扱います。食べることができれば元気になるし、お腹がいっぱいになると精神的にも落ち着きます。「気」というまとめ方は、普段皆さんが使っている「気分」「元気」という言葉や、「気が滅入ると食欲が落ちる」「元気になるために食事をする」といったことをイメージすると理解しやすいと思います。

　「血」はまさに床屋の縞模様に関連したトラブルを扱います。「気逆」や「気鬱」が「気」の流れる方向の違いや停滞を意味したように、「血」にも「お血」といって血が滞る病態があります。

血の道症

　女性として生まれ、思春期を迎え、子どもを授かり、子育てに追われ、閉経を迎え、一生を終える。男性にはないホルモンの変化による女性の一生の流れは、ダイナミックで感動を覚える時間の経過です。

　女性には一生という時間の流ればかりでなく、2週間単位の変化もあります。初潮から閉経までの間、体温は2相性に変化し、2週間ごとに変わるホルモンの上下によって肉体的な変化だけではなく、精神的な変化も起こります。この女性ホルモンの変化による病態を「血の道症」と呼び、昔から漢方医学の得意分野となっています。血の道症には月経に関連したトラブル、妊娠、出産に関連したトラブル、更年期障害などがあります。

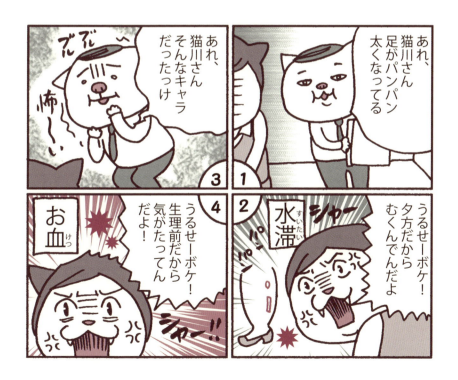

「血」とは？

　血液に関連する病気がすべて「血」のトラブルに含まれるわけではありません。たとえば足を机にぶつけた場合、痛みとともに腫れ上がり、皮下出血が起こります。これは外傷による局所の炎症と出血と言えますが、これも「血」のトラブルと考えるのでしょうか？

　血の道症は女性ホルモンの変化をとらえた病態だと説明しましたが、女性ホルモンという内分泌疾患と上記の外傷が同じとなると説明がつかなくなります。つまり病理解剖学では「原因」「病態」「治療」が一致していなければなりません。しかし漢方医学の気血水理論ではトラブルの状態を大きくとらえるため、打撲による内出血も「血」の問題としてとらえます。

血虚とお血

　「血」のトラブルには「血虚」と「お血」があります。「血虚」とは、血液というエネルギーが足りないために起こる症状全体のことを言います。貧血やそれに伴う症状だけでなく、手足末端に血液が循環しなくなることで爪が割れやすくなったり色が悪くなったりします。また頭皮に血液が行かなくなることで枝毛や脱毛の原因になります。皮膚に血液がうまく回らなくなると乾燥したり湿疹が出たりします。「お血」とは血液が滞ることを言います。血液が滞ると皮膚が紫色に見えたり、静脈が浮き出てきます。打撲による皮膚の色の変化も「お血」です。また目の下のクマや唇の色が紫色になるのも「お血」です。目に見えないところにできる血液の固まり、例えば子宮筋腫やがんなども「お血」と診断します。そして女性ホルモンの変化による病態は、ほぼ「お血」と診断します。

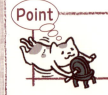

Point：女性を理解したい人は「血」を勉強しよう。

「水」とは?

　水分は人が生きていく上で必要不可欠です。そんな大切な水分ですが、1日に必要な水分量はどうやって計算するか知っていますか? 水分量は簡易法で体重(kg)×30(mL)で求めることができます。

　水分の異常は「水」として診断します。水分の異常とは水分が不足した状態、過剰な状態を言います。ここで大切なことは、体全体としての水分量は十分であっても、体内での水分バランスが悪いときには異常と考えることです。たとえば体調が悪く、夕方になると足がむくむ場合、あなたならどうしますか? 足に水分がたまっているのだから、「足を持ち上げて寝る」あるいは「利尿剤を飲んで尿として余分な水分を出してしまう」か。さあいかがでしょう? 毎日測定している体重は変わっていないので、体に含まれる水分量は同じとすると、足のむくみは夕方になると組織に水分がたまる、つまり水分の配置がうまくいっていないことを意味します。このような状態を「水滞」と表現します。

「気血水」を使って体の不調をとらえよう

　ここまで「気」「血」「水」について説明してきました。「気」には肉体的・精神的・消化器系の3つ、「血」には血液そのものと女性ホルモンに関係する2つ、「水」には水分量の変化と分布異常の2つの問題がありました

表1　気血水の概念と問題

	気	血	水
概念	生命活動のエネルギー体を巡るもので目に見えない	生命活動のエネルギー体を巡るもので赤い血液の色をしている	生命活動のエネルギー体を巡るもので透明な色をしている
トラブル	気虚、気鬱、気逆	血虚、お血	水滞
問題	肉体的な問題 精神的な問題 消化器系の問題	血液に関係する問題 女性ホルモンの問題	水分量の問題 水分の分布の問題

（表1）。それぞれの異常が単独で存在する場合もあれば、複雑に絡み合っている場合もあります。「鶏が先か、卵が先か」のように、どこから発生した問題かよくわからないこともあります。しかし、あなたの五感をフル活用して診察し得た情報を気血水で診断することで、現代医学ではわからなかった病気の原因と治療法が見つかると思います。

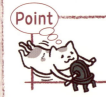

Point

「気血水」でとらえると病態の違った面が見える。

「歳のせい」や「自律神経の病気」は、どんな病気？

「わたしの不調は、歳のせいだと言われています」「自律神経が乱れているために、調子が悪いんだそうです」とおっしゃる患者さんが多くおみえになります。

医師から、体の不具合を加齢によるため、自律神経失調症、更年期障害と診断された、と訴える患者さんは、自分の症状を半ばあきらめています。しかし、漢方医学で、これらの病態を診断すると、ハッキリと病名が見つかり、治療薬も選ぶことができます。

年齢による変化は、漢方医学で「腎（じん）」の変化と考えます。最近では、「腎」は「気」の異常と言い換えることになり、年齢の変化＝気の変化と診断することができます。

自律神経の乱れは、「気」の乱れと診断することができます。更年期障害は、「血」の変化と診断することができます。

いろいろな医療機関で、はっきりとした原因と診断を受けず、「歳のせい」や「自律神経の病気」と診断されていた患者さんへ、漢方医学で診断し、治療を行うことで、多くの患者さんを救うことができるようになります。

Column ③ 女性にこそ漢方薬

　私は漢方医学を産婦人科医師である村田高明先生（元 慶應義塾大学病院漢方クリニック）に７年間師事したので、もともと女性中心の漢方医学を学んでいたのですが、あるとき女性専門クリニックで働く機会をいただきました。そのクリニックでの２年間、１万人余りの女性を診察する機会に恵まれました。それまで外科医としてがん診療を中心に救急医療なども手がけていたので、患者さんには男性も女性もいました。しかし、女性専門クリニックに来られる患者さんは当然女性だけだったので、大変貴重な経験となりました。この経験は現在の私の診療に大きく役立っています。

女性にこそ漢方薬

　老若男女を問わず、漢方医学はさまざまな悩みや不調に対応できます。その中でも女性にはぜひ漢方薬を試してみてほしいものです。
　本人が健康だと自負していても、漢方医学の目で診てみると冷え性があったり、お血があったり、何かしらバランスの悪い部分が見つかるものです。そのバランスを漢方薬を用いて調節することで、今以上に元気で健康な毎日を過ごすことができるようになります。

代表的な漢方薬をご紹介

　女性に相性のよい漢方薬をご紹介しましょう。漢方薬はいくつかの生薬を組み合わせて作られています。そのもとになっていると考えられている漢方薬が四物湯（→p.116）です。四物湯はがん細胞に対する免疫力を上げる作用があることで知られています。
　ペニシリンからセフェム系抗菌薬、マクロライド系抗菌薬と発展してきたように、四物湯からさまざまな漢方薬へと発展しています。四物湯から発展した代表的な漢方薬をご紹介します。
　四物湯から胃に負担がかかる地黄を抜いた処方が主となりますが、特に下肢の浮腫が強い場合は当帰芍薬散（→p.115）です。冬の間しもやけができやすい、冷え性だという人に良いとされています。加味逍遙散（→p.96）はイライラや不安、精神的な症状が強い人に良いとされています。桂枝茯苓丸（→p.115）は子宮筋腫や冷えのぼせと言われる症状に良いとされています。便秘傾向ならば通導散（→p.98）や桃核承気湯（→p.97）が使われます。女性の方はぜひ自分に合った漢方薬を見つけて、素晴らしい時間を過ごしてくださいね。

8. 五感を使った アセスメント 四診(ししん)

人は見た目で判断する

機内放送

　あなたは旅行で飛行機に乗っています。そのとき機内で具合が悪くなった乗客がいることを知らせる機内放送が流れます。あなたは、勇気と使命感を持って腰を上げます。目の前に横たわる人は息が荒く、顔色は白く、頬がやや紅潮しています。口を半分開けて荒い息をしています。まずはネクタイを緩めてあげながら、手首や首で脈拍を確認します。脈のスピードとリズムを確認し、経験から診断へ結びつけていきます。肌が乾燥してガサガサしているのを指先で感じます。体温は高く熱を帯びています。小刻みに上がる胸を確認して声をかけてみます。意識の状態はどうなのか気になるところです…。

　さて、救命救急を経験していなくても、容体の悪い人の状況を確認することは、いついかなるときでも求められるスキルです。医学を学んでいなくても、たまたま座った隣の席の人が突然倒れたときは、人としてできることをしなければなりません。そんなときは聴診器も血液検査もX線検査もない中で判断することが求められます。

五感で得られる情報

　脳神経は嗅神経、視神経、動眼神経、滑車神経、三叉神経、外転神経、顔面神経、内耳神経、舌咽神経、迷走神経、副神経、舌下神経の12種類あ

り、すべて脳から直接末梢までつながっています。目で見たり、耳で聞いたり、鼻で嗅いだり、舌で味わうことで非常に多くの情報を得ることができます。この視力、聴力、嗅覚、味覚に触覚が加わると五感といわれる機能になります。五感によって得られる情報は多くのことを教えてくれます。

しかし電子カルテには五感で得た情報を記載するところがなく、最近の医療現場では軽視されがちなのが残念でなりません。長い年月をかけて人類が発達させてきた能力を患者さんのために活用しないのはもったいないです。マニュアルが重要視され、ガイドラインや診断基準が優先される中で、五感で得られる情報が見捨てられることは多くの弊害をもたらすと考えます。

人が生きていくために大切な五感は、命を守るために発達してきた能

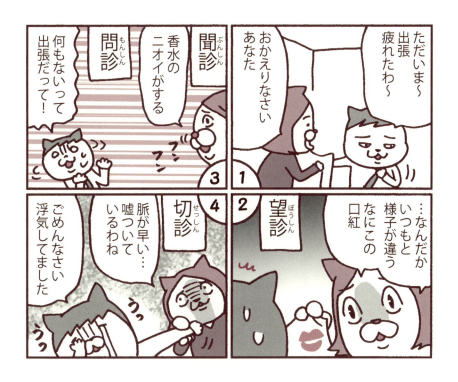

力です。たとえば目はしっかりと周りを見渡し危険を察知します。しかし目の役割は周囲を観察することだけではありません。目で光を感知することで覚醒中枢を刺激して睡眠リズムを作ります。一つの臓器が多くの機能を持つことで、複雑な体のバランスを形作っています。

検査機器を使わない診察方法

　血液検査もX線検査もなかった時代には、何を根拠に病気の診断をしていたのでしょうか？　どの家庭にも当たり前に体温計や血圧計がある時代に、聴診器を使わないで行う診察は明らかに時代遅れです。逆に手を抜いていると疑われても仕方がないでしょう。しかし検査機器がない時代にも急性虫垂炎を診断し治療を行っていました。今ある検査機器がなければ医療ができないわけではありません。逆に医療機器がなく検査ができない環境でいかに診断し治療できるかが腕の見せどころです。漢方医学の診察方法を身につけることで、検査機器を使わずに診断し、治療の手立てを見つけることができます。

　漢方医学の診察方法は四診（ししん）と呼ばれています。四診は特別な方法ではありません。四診は望診（ぼうしん）、聞診（ぶんしん）、問診（もんしん）、切診（せっしん）から成り立っています。どれもすでに皆さんが行っている方法ですので改めて学び直す必要はありません。単に呼び方が異なるだけです。

人は見た目で判断する

　望診は字の通り、目から得られる情報を指します。体つきや顔色、肌の艶（つや）など、恋人を見つめるように患者さんを診れば得られる情報です。患者さんは毎日自分の顔を鏡で見ていますから、変化に気付かないことが多いのですが、久しぶりに会うわたしたちにはちょっとした表情の変化やどこか疲れた感じを見つけることができるはずです。これが望診です。

　望診はなかなか他人に伝えることができない情報、時には「第六感」などと言われる情報を多く得られます。「今日のあなたは何となくおかしい。

何か隠してない？」と恋人に問い詰めるあなたは、相手のちょっとした変化を望診しています。どこがどうおかしいのか説明はできないけれど、あなたの第六感は明らかにいつもと違う恋人の表情の変化を見逃しません。

電子カルテには望診について書き込むところがありません。しかし望診で得た情報は非常に重要です。例えば集中治療室で容体が急変し、さまざまな薬物治療を施しても良い結果が出ず、家族へ今後の経過を話すときに、あなたは検査結果や治療経過などから、12時間以内の誤差で最期の時を予測し、家族に心づもりをしてもらわなければなりません。この状況判断に望診はかかせません。

マニュアルやガイドラインにはない望診は、すべての人がすでに身につけています。しかし「何となくおかしい」という直感的なものであることから、他人と共有することが難しい情報でもあります。望診で得られた多くの情報を大切にして日々の医療を行うことで力量がアップします。

聞診と問診はどう違う？

聞診は耳で聞こえた情報と鼻で嗅いだ情報を言います。問診は口から得られた情報を言います。耳で聞いたことを「聞診」と言うのはわかりますが、鼻から得た情報も「聞診」と言うことにいささか疑問を持つ方もいるかもしれません。昔から「鼻が利く」「今の話は何かくさい」と表現するように、先人は嗅覚による情報を大切にしてきました。

耳からの情報は単に声だけではなく、呼吸音や歩くときに発する音も含まれます。話す際の雑音、吃逆や放屁など、人の体からはさまざまな音が発生します。

においは高アンモニア血症や緑膿菌感染を原因とする特徴的なものから、口臭や汗など体全体から発生するものまでさまざまです。

問診はさまざまな聴き方がありますが、たとえば体の冷えについて問診する場合、単に「冷えるかどうか」を聞くだけではなく、手や足などの末端なのか、体全体なのか、お腹や腰など部分的なのかなどを具体的に問診

します。

体に触れることでわかること

　患者さんから「ある先生はパソコンのほうを向いたまま、わたしの顔を1回も見ないで診察を終えました」という話を聞いたことがあります。最近では看護師ではなく、機械が入院中の脈や血圧測定を行っている病院もあると聞きます。自動血圧計が進歩したおかげで、情報はすべて機械で管理されるようになってきました。

　しかし肌に触れ、脈をとり、お腹に触れ、手足の状態を観察することで非常に多くの情報を得ることができます。切診は触覚を使った診察のことを言います。単に脈拍数と不整脈を確認するだけでなく、脈の状態を診ることでさまざまな情報を得ることができます。また胸やお腹を触ることで筋肉や皮下脂肪の状態を確認します。特に漢方医学では中国や韓国の伝統医学と違い、腹部所見から情報を収集します。

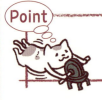

Point

四診(ししん)を身につければフィジカルアセスメント力もアップ！

2章 フィジカルアセスメントに漢方医学を活用しよう

めざせ推理探偵!
望診だけでどこまでわかるか?

　電車で隣に座った若いカップル、仲むつまじく楽しそうにしゃべっています。周りの大人たちも、なんとなくその光景を見ながら、電車の時間を過ごしています。さて、あなたはそんな2人を観察しながらどんな情報を得ることができるでしょうか?

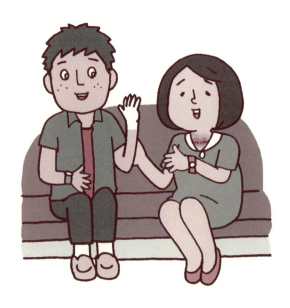

名探偵
イマヅ

まず大体の年齢を推定してみよう。自分よりも年上か年下か、服装や肌の艶などから想像してみよう。2人の服の選び方から、どちらもほぼ同世代じゃないかな。

プヨ美

私と同じ20代かしら?

それぐらいだと考えられるね。次は、身長と体重について考えてみよう。男性は女性よりも背が高く、やや細めの体型をしているね。女性は僕とほぼ同じぐらいの背丈で、体重は少しぽっちゃりとしているよ。

ぽっちゃり…。

ここまでは医学的な知識を持っていなくても行える推理なんだ。では、ここからが本番だ。2人の持病を探ってみよう！

えっ、持病までわかるんですか。

まず男性の首回りを見てみよう。特に変わった様子はないけれど、頬には尋常性ざ瘡（にきび）がまだポツポツと見えているね。女性のほうはどうだろう？

う〜ん、首回りの皮膚の色が少し濃くなっています。ネックレスをしているからよくわからないですが、これってアトピー性皮膚炎でしょうか？

ふむふむ、いい感じだね。じゃあ手のほうはどうだろう？ 男性は時計をはめているのが右手だから左利きだとわかるよ。女性は左手に時計をはめているから右利きだ。足元でわかることはあるかな？

男性の足首は色白です。左手の肌は色が白いですが、腕は日焼けしています。左右・上下の皮膚の色が違いますね。利き腕の手首まで太陽が当たっていないということは……手袋をはめてするスポーツをしているんじゃないでしょうか？

うん、その調子だ！ じゃあ女性はどうだろう？

男性の日焼けした肌とは違いますが、色白とも言えない色ですね。やはり女性はアトピー性皮膚炎の可能性があると思います。

うんうん、君もすっかり推理探偵の仲間だね！

さあ、あなたは四診のうち、望診だけでどこまで情報を得ることができましたか？

目は口ほどにものを言う

　あるレストランでの出来事です。あなたはメニューから今日一番食べたいものを選びます。お腹の減り具合は最高潮に達しています。メニューから頭を上げて周りを見渡します。すると長身の男性ウエーターと偶然目が合いました。「しめた！」と心の中で叫びながら、軽く手を挙げてオーダーをお願いします。

　たまたま目が合ったウエーターは、あなたの声に耳を傾けながらオーダーをてきぱきとメモしています。「繰り返しますね、ニース風サラダ、シャリアピンステーキにパンでよろしいでしょうか」と丁寧に確認する顔を覗くと、再びウエーターと目が合いました。そのときあなたは「このレストランを選んでよかった」とホッと胸をなで下ろしました。

　今回あなたが使った目力は相手に届いたようです。逆に相手が使った目力もあなたへ伝わったみたいですね。昔から「目は口ほどにものを言う」と言われます。相手の態度や声の調子など、さまざまなしぐさから相手のいろいろな情報を引き出すことができます。その中で、表情から体と心の状態を見極める練習をしましょう。これが四診のうち、望診と呼ばれる診察方法です。

2 漢方医学のフィジカルアセスメント①
舌診(ぜっしん)

胃カメラがないときに胃の状態を知る方法は？

　胃の調子を問診しても、患者さんが答えなければどんな状態かわかりません。しかし漢方医学では、患者本人も気づかない胃の調子を診断することができます。

　胃の調子が悪いとき、まずは胃薬を処方して症状の改善があるかどうか確認し、よくならなかったら胃カメラを入れる。そんな診断的治療を行っている医師も少なくありません。でももっと簡単に胃の状態を知る方法があるのです。

胃瘻(いろう)と口腔ケア

　以前、胃瘻(いろう)の管理と口腔ケアに関する研究会を開催しました。胃瘻も口腔も「食べ物が最初に通過する場所」という共通点を持っているからです。

　当時は胃瘻の管理について医師も看護師もまだ十分な知識を持っていなかったのでトラブルが多く、救急外来へ胃瘻の患者さんが運ばれてくることがよくありました。当直医が胃瘻の知識を持っていればよいのですが、よくわからず、結局入院となってしまうケースもありました。

　しかしその後、情報も増え、それまでおっかなびっくり触っていた胃瘻チューブも、構造や処置の仕方がわかれば誰でも安心・安全に扱うことができるようになりました。口腔ケアは市中肺炎を軽減するという論文が発表されてから注目され始めましたが、当時の医療従事者には「実際どうすればよいのか」という知識と経験が不足していました。口腔ケアが単なる歯磨きではなく、何を見るべきかが明らかになるにつれ、口腔ケアの方法も広まり、要点を押さえてチェックできるようになりました。

口の中の観察

　せっかく口の中を観察するならば、漢方医学の四診で行う舌診を取り入れたいと考えます。舌からはいろいろな情報を得ることができます。
　舌診では①舌の色、②舌の表面、③舌の辺縁の3つのポイントを確認します。

1. 舌の色

　正常な舌の色は、ほんのり紅味をもっています（図1Ⓐ）。血流や体温が低下すると紫色になります（図1Ⓑ）。皆さんは小学生のころ、プールで友人の唇が紫色になったのを見たことがあると思いますが、舌の色も血流が悪くなったり体温が下がると紫色になってきます。つまりチアノーゼの状態と言えます。

2. 舌の表面

　体温についてきちんと理解しておくことが大切です。体温計で測定する体温は皮膚体温と呼ばれています。皮膚体温の正常値は36.5℃±1℃です。集中治療室や重症患者さんの体温は直腸温で測定しますが、これは深部体温と呼ばれています。深部体温は皮膚体温の正常値よりも+1℃高く37.5℃±1℃が正常値です。舌の温度は深部体温の変化を見ていると考えてよいでしょう。口の中の衛生環境が悪い場合や、食道から胃にかけて炎症があると、舌の表面に苔がつくことがあります。これを舌苔といいます。
　このとき注意するのが環境の問題だけでなく、体調にも左右されるということです。つまり口の中が汚れているときにも苔はできますが、体調が悪いときや免疫力が下がっているときなどにも苔が現れます。口腔ケアをいくらやっても、全身状態が悪いときには改善しないということです。
　この苔の変化は症状の変化と連動しています。症状が軽いときは薄い白色（図1Ⓒ）ですが、重い炎症になると厚みが増し、色も白色から黄色に

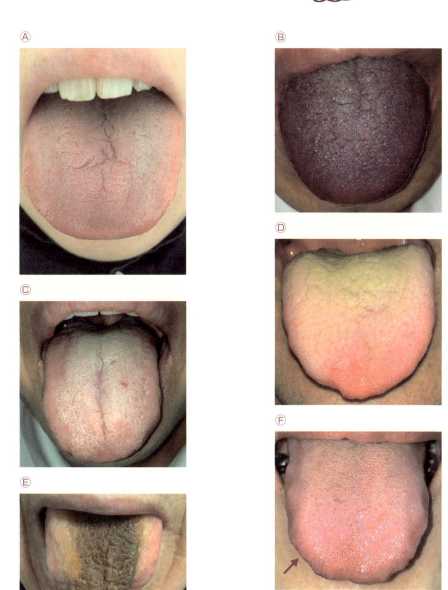

図1 舌の色・表面・辺縁

なってきます（図1Ⓓ）。慢性的な炎症になると黄色から茶色に変わり、免疫状態が悪くなったり体の調子が崩れると茶色から黒色へ変化していきます（図1Ⓔ）。

3. 舌の辺縁

　舌の辺縁がむくんだり腫れたりすると歯の痕がつきます（図1Ⓕ）。普段舌は前歯の裏側に収納されています。このとき舌は周囲の歯に当たることはなく、舌の辺縁に歯形がつくことはありません。栄養状態が悪いときや口の中の衛生環境が悪い場合、食道から胃にかけて炎症があるときには舌の辺縁に歯形がつくと考えてよいでしょう。生まれつき歯形がついている人もいるので、歯形の程度をよく観察します。舌の前の方にだけ歯形がついている人、舌の奥まで歯形が連続している人などさまざまです。毎日自分の舌を観察しているとわかりますが、体調の変化で歯形のつき方も変わってきます。

　以上3つの舌のポイントを観察することで、胃カメラを入れなくても胃の状態を把握することができます。

〈引用・参考文献〉
1）松田和也ほか．舌診と上部消化管内視鏡所見との関連についての検討 消化性潰瘍での比較（会議録）．日本東洋医学雑誌．42（1），1991，182．
2）松田和也ほか．舌診と上部消化管内視鏡所見との関連についての検討 癌症例における検討（会議録）．日本東洋医学雑誌．43（1），1992，79．
3）松田和也ほか．舌診と上部消化管内視鏡所見との関連についての検討 消化性潰瘍での経過（会議録）．日本東洋医学雑誌．43（1），1992，160．

3 漢方医学のフィジカルアセスメント②
脈診(みゃくしん)

自動血圧計の使い方

　患者さんが自宅で使っている血圧計はどんなタイプのものでしょう。指先で測定するタイプ、手首で測定するタイプ、肘で測定するタイプとそれぞれ特徴があり、測定結果にも違いがあります。

　また自動血圧計で測定すると1回目よりも2回目、2回目よりも3回目と血圧の値が変化します。だいたい1回目が最も高く、3回目が最も低くなります。

　患者さんに自宅で血圧を測定・記録してもらうときは、どんな血圧計を使っているのか確認する必要があります。また測定する時間帯も十分に説明しておきましょう。測定するときは必ず3回測定して、すべての結果を記録してもらいます。何度も繰り返すうちに、患者さんが使っている血圧計の特徴を見つけることができます。

動脈血酸素分圧

　呼吸不全や腎不全の診断に動脈血酸素分圧を測定するときは、簡単な末梢で行う動脈血酸素濃度測定だけでなく、動脈血を採取して測定します。このとき橈骨動脈(とうこつ)や正中動脈、鼠径動脈(そけい)から動脈血を採取した経験がある方ならわかると思いますが、<u>人により動脈は深さと太さに違いがあります</u>。一般的に女性は動脈が細く探しにくいことが多いようです。それに比べ男性の動脈は太くしっかりしているので簡単に見つかります。しかしショック状態になっていると男性でも動脈は見つけにくくなり、手首の橈骨動脈を見つけるにも一苦労することがあります。

残された時間はあとどれぐらい

　終末期医療で患者さんの残された時間を家族へ伝えるとき、私が大切にしているのが脈の変化です。会話ができて、食事が口から摂れているときには脈はしっかりしています。しかし水分摂取時にむせるようになり、傾眠傾向になると脈は弱くなってきます。下顎呼吸になり、声をかけても応答がなくなる時期には脈が触れづらくなります。この脈の変化で患者さんの死期を正確に家族へ伝えることができます。
　四診のうち、脈診はこの変化を表現するのに役立ちます。

脈診とは

　中国の伝統医学である中医学は「脈診」を大切な情報源としています。上海から来た医師に話を聞いたところ、中国では診察のとき1時間ぐらいじっくりと脈を診察するのだそうです。とても日本の診療体制にはなじまない方法ですね。

　漢方医学の本には頸動脈や橈骨動脈、鼠径動脈で脈を診たことが記載されています。実際、血管抵抗を測定して動脈硬化を判定するときは、四肢の血圧を測定します。脈から得られる情報は単に脈拍数と不整脈の有無だけではないのです。

　日ごろ脈を診るとき、「整か不整か」「速いか遅いか」などと表現していると思いますが、以下の3つのポイントにも注目してみましょう。

1. 血管の深さ（図1）

　皮膚の上から動脈を探すとき、浅いところですぐに見つかる場合と、深くてなかなか見つけにくいことがあります。この血管の深さは個人差もありますが、発熱や炎症があるときは皮膚の浅いところに血管があり、比較的見つけやすいです。つまり急性炎症のときには浅いところで脈を見つけることができます。それ以外にも体力があり元気なときは血管を浅いところで見つけることができます。体が弱っていたりショック状態になると血

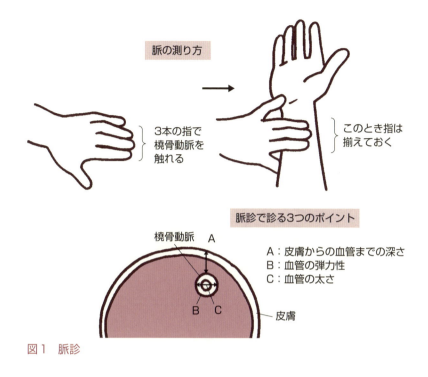

図1 脈診

管は皮膚から深いところにありなかなか見つけることができません。

2. 血管の太さ（図1）

　動脈の太さは女性が細く男性は太い傾向にあります。元気なときは太く、弱っているときは細くなります。精神的ストレスで体調が悪いときは交感神経が優位になっているので末梢血管は締まり細くなります。逆にリラックスして副交感神経が優位になっているときは末梢血管が拡張して太くなります。

3. 血管の弾力性（図1）

　動脈は皮膚からの深さと太さだけでなく、弾力性についても診る必要があります。血管の弾力性を診るには、脈拍が触れなくなるまで指で橈骨動脈を力を入れて押します（図2）。

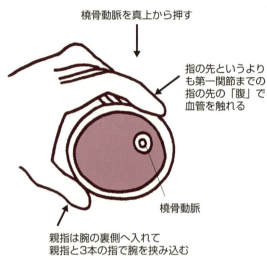

図2　血管の弾力性の診方

　血管に弾力性があるということは体力があり元気だということです。血管がすぐに潰れてしまうときは体力が低下していて元気がなく、ショック状態にあります。

脈から得られる情報を増やそう

　これまでのリズムと回数に加え、①血管の深さ、②血管の太さ、③血管の弾力性の3つのポイントを加えることで、脈から得られる情報が一気に増えます。

　実際に急性期の病態を把握するとき、脈診は役に立ちます。風邪をひいて悪寒が始まる前、まだ熱は出ていないけれど何となく体調が優れないとき、脈は皮膚から浅いところで触れることができます。元気そうに見えても脈診でなかなか脈を見つけることができず、深いところに脈があるときには体力が低下していないか問診する必要があります。

　脈だけですべてを知ろうとするのではなく体の状態を把握するときにつじつまが合うかどうかを確認する情報の1つとして脈診を活用しましょう。

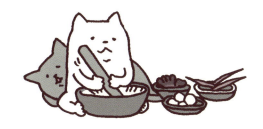

4 漢方医学のフィジカルアセスメント③
腹診
急性虫垂炎と大腸憩室炎の鑑別

　皆さんは急性虫垂炎と大腸憩室炎の鑑別、できますか？
　急性虫垂炎は原因不明の疾患です。体調が悪いときや気候の変化など、さまざまな要因が関係しているようですが、いまだに原因不明の疾患です。典型的な症状は心窩部痛や嘔気などの上部消化管症状から始まり、痛みが徐々に臍周囲へ移動し、軽度の発熱を伴って右下腹部へ移行します。虫垂の先端部分が後腹膜側へ回っていることが多く、なかなかお腹を押しても痛みがハッキリしないことがあります。半日から1日ぐらいの経過で症状が進行するので、救急外来へ来院したときには白血球が軽度上昇し、CRPは陰性のことが多い疾患です。超音波検査や造影CT検査がすぐに行える医療機関では確定診断が早く、治療法を考える時間的余裕があります。しかし血液検査がすぐにできない医療機関では腹部所見が決め手になります。古典的な腹部所見では、McBurneyの圧痛点やBlumberg徴候、直腸診などが有力な手がかりとなります。

　では大腸憩室炎はどうでしょうか。図1中央の腹部単純X線写真では、ぼんやりとしたガス像を確認でき、大きさと形から結腸ガスだとわかります。図1右の腹部CT画像では回腸末端から盲腸、上行結腸がわかります。右下腹部にある臓器は回盲部なので（図2）、右下腹部を中心とした腹痛の鑑別は、回盲部から上行結腸の憩室炎と急性虫垂炎になります。解剖学的に右半結腸にある憩室は先天的なもので、左半結腸にある憩室は排便習慣による影響でできた後天的なものです（図2）。

　大腸憩室炎は憩室内に便が詰まり炎症を起こします。突然の腹痛と発熱で発症し、場合によっては耐えがたい痛みのために救急車で搬送されてきます。憩室の壁は薄いので、出血や穿孔など症状も激しいことがあり注意

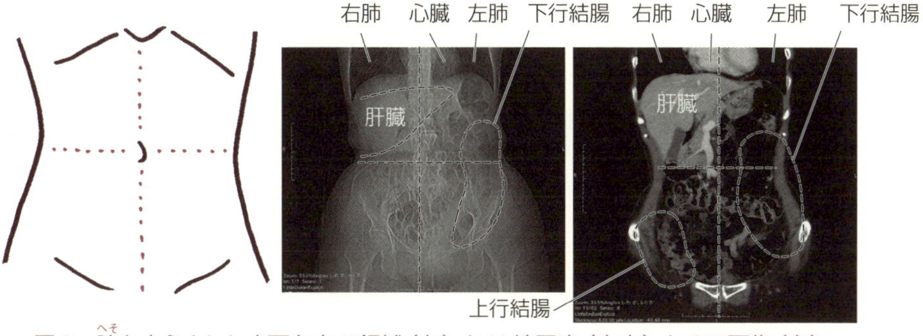

図1 臍を中心とした上下左右の領域（左）とX線写真（中央）とCT画像（右）

が必要です。白血球は急性虫垂炎に比べて高く上昇し、CRPは出血や穿孔を伴うと上昇します。発症が急激なので診断はわかりやすいでしょう。

お腹を診るポイント

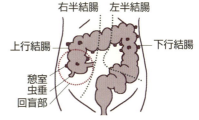

図2 右下腹部の回盲部

　25年間外科医をやらせてもらったので、お腹の診察には自信があります。たぶん漢方医学を中心に学んだ先生よりも腹部所見についてはうるさいかもしれません。まずは日常診療で役に立つお腹の診方を説明しましょう。

　お腹を診るときは超音波検査やCT検査を思い出すとよいでしょう。お腹は解剖学的に皮膚、皮下脂肪、筋肉、壁側腹膜、臓側腹膜、後腹膜の層構造になっています。この構造をさらに分解すると、皮膚は表皮と真皮に分かれ、筋肉は前鞘、筋肉、後鞘に分かれます。そして腹腔内は壁側腹膜、臓側腹膜、臓器、後腹膜および後腹膜臓器となります。

　このミルフィーユのような構造を頭に入れてお腹を触るといろいろな情報がわかります。今どの層なのか考えながら触るようにしましょう。何度も繰り返すことでだんだん理解することができます。

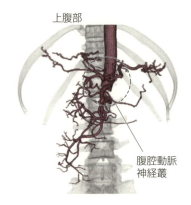

図3　腹腔動脈分岐

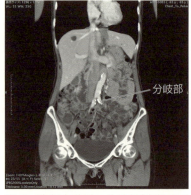

図4　腹部大動脈の分岐部（腹部正面CT画像）

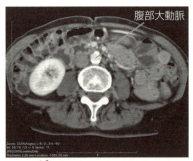

図5　臍の位置でのCT
腹部大動脈はまだ分岐していない。

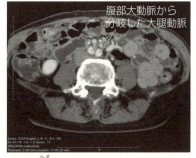

図6　臍の位置から1〜2cm足側でのCT
腹部大動脈は分岐している。

　次に仰臥位の単純腹部X線撮影を思い出しましょう。上から俯瞰した写真は、皆さんがお腹を触るときの位置を教えてくれます。お腹を臍を中心に上下左右の4つの領域に分けます（p.69 図1左）。患者さんの右上、左上、右下、左下とX線写真を比較してみてください。超音波画像やCT画像とは違った位置に臓器が納まっていることがわかります（p.69 図1）。それは人間の体が3Dだからです。

　お腹の上から押すと臓器の位置はずれて変わっていきます。そのため動

かないポイントを見つける必要があります。それが腹腔動脈神経叢（p.70 図3）や腹部大動脈の分岐部（p.70 図4～6）になります。発生学を思い出してみましょう。上部消化管は腹腔動脈を中心に回転します。この位置が上部消化管および肝胆膵の基準になっています。上腹部と下腹部の境界が腹部大動脈の分岐部になります。この２つのポイントを探すつもりでお腹を触ると、臓器の位置を把握することができます。

上下左右4つの領域と腹部所見

　漢方医学には「胸脇苦満」「心窩痞硬」「腹皮拘急」「小腹不仁」といった難しい単語があります。実は単語が難しいので理解しづらいだけで、それぞれの意味さえわかれば難しくありません。胸脇とは胸から側腹部（脇）に続く肋骨弓下のことを言い、「胸脇苦満」とは肋骨弓下が苦しい感じを表現しています（図7）。心窩とはみぞおちです。みぞおちを触ると硬く触れることを「心窩痞硬」といいます（図8）。拘急とは「凝り固まっている」という意味ですから、腹直筋が緊張しているときは「腹皮拘急」です（図9）。大中小は上中下と同じ意味ですので、小腹とは「下腹部」を意味します。下腹部に「仁」がないことを「小腹不仁」と言います（不仁とは手足が麻痺していることをいいます。つまり力なく弱いという意味）（図10）。

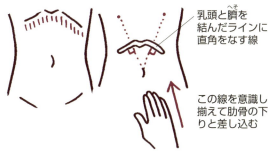

図7　胸脇苦満

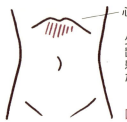

図8　心窩痞硬

心窩部に所見がある

少し指の間をひらいてそーっと手を置くと周囲とは違った抵抗を感じる。患者さんが痛みを訴えなくても触った手に感じる抵抗のほうが重要

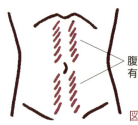

図9　腹皮拘急

腹直筋の緊張の有無を診ている

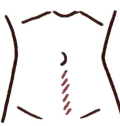

図10　小腹不仁

下部腹直筋の白線部分

鉛筆の芯のような固い棒を触れる場合と腹壁瘢痕ヘルニアのように白線がゆるくなっている場合がある

……こんなわけのわからない日本語を使っている医療従事者はどこか怪しい感じがしますね。しかしそれが漢方医学の専門医なんです。「胸脇苦満」「心窩痞硬」「腹皮拘急」「小腹不仁」という腹部所見が何を意味するのか、現代医学的に解明することは大切です。しかしかなり専門的な話になってしまうので今回は省略するとして、まずはお腹を上下左右の4つの領域に分けて考えてみるようにしましょう。

漢方医学独特の腹部所見

　中国の伝統医学である中医学や韓国の伝統医学である韓医学では腹診はありません。腹診を診断に取り入れているのは日本の伝統医学である漢方医学だけです。

　漢方医学では腹部所見陽性の場合に、決められた生薬を使うルールがあります。たとえば「胸脇苦満」が陽性の場合は柴胡を含んだ漢方薬を用います。「心窩痞硬」が陽性の場合は人参湯を中心とした漢方薬を用います。

「腹皮拘急」が陽性の場合は芍薬、甘草（→p.81）を含んだ漢方薬、「小腹不仁」が陽性の場合は八味地黄丸（→p.101）を中心とした漢方薬を用います。

これ以外にもいくつか独特のルールがありますが、それはまたの機会に説明しますね。

腹診は、「手当て」になる

患者さんのお腹を腹診していると、だんだんとお腹の緊張がとれてくることを手のひらで感じます。「お腹が気持ち良い」と感想をおっしゃる患者さんも、いらっしゃいます。

直接、患者さんの肌に触れることで、患者さんを「手当て」することができます。忙しい中で、電子カルテに患者情報を入力するために、できるだけ時間をかけずにラウンドしたいという思いは理解できます。しかし、ほんの数分、ゆっくりと脈診や腹診をすることで、患者さんの心と体を軽くすることができます。

漢方医学では、漢方薬を使って病気を治していきます。しかし、漢方薬を使わなくても、患者さんを治すことができれば、すばらしいことだと思います。みなさんが、何気なく使った言葉や態度に、患者さんは一喜一憂しています。わたしは、患者さんの状態を把握するための脈診と腹診が、患者さんにとって、大切な「手当て」の時間となると考えています。

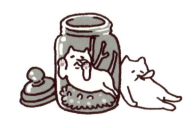

便秘の腹部所見

　便秘は大腸の機能障害だけでなく、食べるものの種類や全身状態によって便通の状態が変わる疾患です。単純に下剤を処方すればよくなるものではありません。腸管の蠕動運動によって便秘になるときもありますし、食べる量が少ない場合も便秘になります。さまざまな要素が総合されて便秘状態になるわけです。

　では便秘の腹部所見はどうなるのでしょうか？　大腸の解剖学的構造から回盲部、S状結腸、直腸の3カ所に便がたまるようになっています（図1）。この部分に腹部所見が認められたときに便秘の診断ができます。回盲部は臍の右側にあります。やや斜め下に位置しますが、便の固まりを触れることはありません。右半結腸の便はまだ水分の吸収がされていないので柔らかく触れることはありませんが、患者さんは違和感や軽度の痛みとして感じることがあります。S状結腸の便は大腸で水分が吸収されているので硬い固まりとして触れる場合があります。ただ解剖学的に後腹膜に固定されていないS状結腸は動くため、S状結腸の長さや便の量によって臍の左側の位置が移動することがあります。直腸の便はお腹で触れることは難しく、直腸診によって確認することができます。

　回盲部に便がたまっている場合は、大黄（センノシド）を含んだ漢方薬が使われます。代表的な漢方薬に大黄牡丹皮湯（→p.97）があります。

　S状結腸に便がたまっている場合は、芒硝（酸化マグネシウム）を含んだ漢方薬が使われます。代表的な漢方薬に桃核承気湯（→p.97）があります。

　直腸に便がたまっている場合は、麻子仁（ひまし油）を含んだ漢方薬が使われます。代表的な漢方薬に麻子仁丸（→p.99）があります。

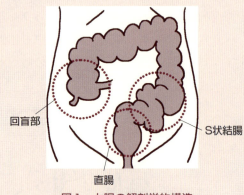

図1　大腸の解剖学的構造

Column ⑤ 冷え性は存在するのか

　夏にクーラーで体が冷えて体調が悪くなる人がいます。これは「冷房病」と呼ばれていますね。また冬になるとしもやけができる人がいます。手足末端が冷えて体調が悪くなるため、これも「冷え性」と言えます。

　しかし冷え症を現代医学で診断、治療するのはなかなか難しいです。体温を測ったり、サーモグラフィーを撮ったり、末梢血管の血流測定をしたりとなかなか定量化することが困難です。というのも冷え性という考え方は現代医学には存在しないからです。

　それでも「私は冷えている」という方はたくさんいらっしゃいます。ここで漢方医学の出番となります。漢方医学には「冷え」について詳しく確認、診断し、治療する手だてがあります。

　冷えの原因は「虚実」（→p.22〜）と「気血水」（→p.39〜）に分けることができます。体や心が「虚」の状態にあると冷えが起こります。つまり「気」が「虚」になると冷えるわけです。問診では「心が寂しいときは体も冷えてしまう」と説明するとよいでしょうか。たとえば最近仕事で大きなトラブルがあり、それがきっかけで背中が冷たく感じるようになった、このところ恋人とうまくいかず、食欲がなくなり風邪をひきやすくなったなどは、「気」の精神的問題、肉体的問題、消化器系の問題に関連した「冷え」と考えてよいでしょう。

　また「血」が「虚」になると冷えます。問診では「貧血」に関連することで冷えが生じていないか確認するとよいでしょう。たとえば月経量が多く、いつも月経の後には体調が悪くなり風邪をひきやすい、開腹手術の後に体重が減り、顔色も悪く起きているのがつらかったり体の冷えを感じるなど、「血」は女性ホルモンに関連することや血液に関係することで「冷え」を生じます。

　さらに「水」が「虚」になると冷えます。問診では「むくんで冷える」ことがないか確認しましょう。たとえば夏にいつもより水分を多く摂っていたら夕方足がむくむようになり夏風邪をひいた、弁膜症があり代謝が悪く歩くのがつらい、足首から下が冷えて仕方がない（下肢にたまった水分が冷えている状態）など、体全体の水分バランス異常に伴った冷えがあります。

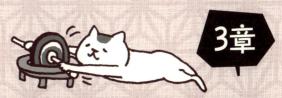

3章

これだけは必須!
副作用に注意すべき生薬と基本の漢方薬

① 副作用に注意すべき生薬

株式会社ツムラのエキス剤を参考にしています

アドレナリンの原材料
1 麻黄(マオウ)

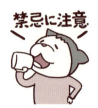

禁忌に注意

重要な基本的注意

❶ 麻黄(マオウ)が含まれる漢方薬の使用にあたっては、患者の証(体質・症状)を考慮して投与します。
なお、経過を十分に観察し、症状・所見の改善が認められない場合には、継続投与を避けます。

❷ ほかの漢方製剤などを併用する場合は、含有生薬の重複に注意します。

🐾 慎重投与(次の患者には慎重に投与すること)

1️⃣ 体力の充実している患者[副作用が現れやすくなり、その症状が増強されるおそれがある]。

2️⃣ 病後の衰弱期、著しく体力の衰えている患者[副作用が現れやすくなり、その症状が増強されるおそれがある]。

3️⃣ 著しく胃腸の虚弱な患者[口渇、食欲不振、胃部不快感、悪心、嘔吐などが現れることがある]。

4️⃣ 食欲不振、悪心、嘔吐のある患者[これらの症状が悪化するおそれがある]。

5️⃣ 発汗傾向の著しい患者[発汗過多、全身脱力感などが現れることがある]。

6️⃣ 狭心症、心筋梗塞などの循環器系の障害のある患者、またはその既往歴のある患者[疾患および症状が悪化するおそれがある]。

7️⃣ 重症高血圧症の患者[疾患および症状が悪化するおそれがある]。

8️⃣ 高度の腎障害のある患者[疾患および症状が悪化するおそれがある]。

9️⃣ 排尿障害のある患者[疾患および症状が悪化するおそれがある]。

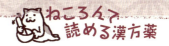

⑩ 甲状腺機能亢進症の患者［疾患および症状が悪化するおそれがある］。

🐾 相互作用
併用注意
① 薬剤名など
　麻黄（マオウ）含有製剤、エフェドリン類含有製剤、モノアミン酸化酵素（MAO）阻害剤、甲状腺製剤（チロキシン、リオチロニン）、カテコールアミン製剤（アドレナリン、イソプレナリン）、キサンチン系製剤（テオフィリン、ジプロフィリン）。

② 臨床症状・措置方法
　不眠、発汗過多、頻脈、動悸、全身脱力感、精神興奮などが現れやすくなるので、減量するなど慎重に投与します。

③ 機序・危険因子
　交感神経刺激作用が増強されることが考えられます。

🐾 その他の副作用（頻度不明）
・過敏症[注1]..............発疹、発赤など
・自律神経系..........不眠、発汗過多、頻脈、動悸、全身脱力感、精神興奮など
・消化器..................口渇、食欲不振、胃部不快感、悪心、嘔吐など
・泌尿器..................排尿障害など
　注1）このような症状が現れた場合には投与を中止します。

🐾 高齢者への投与
　一般に高齢者では生理機能が低下しているので減量するなど注意します。

🐾 妊婦、産婦、授乳婦などへの投与
　妊娠中の投与に関する安全性は確立していないので、妊婦または妊娠している可能性のある婦人には、治療上の有益性が危険性を上回ると判断される場合

にのみ投与します。

😺 小児などへの投与
小児などには慎重に投与します。

2 附子（ブシ） トリカブトの毒

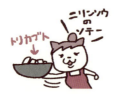

> **重要な基本的注意**
> 附子（ブシ）を含む製剤との併用には注意します。

😺 慎重投与（次の患者には慎重に投与すること）
1. 体力の充実している患者［副作用が現れやすくなり、その症状が増強されるおそれがある］。
2. 暑がりで、のぼせが強く、赤ら顔の患者［心悸亢進、のぼせ、舌のしびれ、悪心などが現れるおそれがある］。

😺 副作用
使用成績調査などの副作用発現頻度が明確となる調査を実施していないため、発現頻度は不明です。その他の副作用（頻度不明）としては心悸亢進、のぼせ、舌のしびれ、悪心などがあります。

😺 高齢者への投与
一般に高齢者では生理機能が低下しているので減量するなど注意します。

🐾 妊婦、産婦、授乳婦などへの投与

妊娠中の投与に関する安全性は確立していないので、妊婦または妊娠している可能性のある婦人には投与しないことが望ましいです［使用経験が少ない］。

🐾 小児などへの投与

小児などに対する安全性は確立していないので、慎重に投与します［使用経験が少ない］。

漢方薬の7割以上に含まれる

3 甘草(カンゾウ)

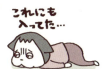

重要な基本的注意

❶ 甘草(カンゾウ)が含まれる漢方薬の使用にあたっては、患者の証(しょう)（体質・症状）を考慮して投与します。なお、経過を十分に観察し、症状・所見の改善が認められない場合には、継続投与を避けます。
❷ 血清カリウム値や血圧値などに十分留意し、異常が認められた場合には投与を中止します。
❸ ほかの漢方製剤などを併用する場合は、含有生薬の重複に注意します。

🐾 禁忌（次の患者には投与しないこと）

1. アルドステロン症の患者
2. ミオパチーのある患者
3. 低カリウム血症のある患者

これらの疾患および症状が悪化するおそれがあります。

🐾 慎重投与（次の患者には慎重に投与すること）

高齢者（p.84「高齢者への投与」の項参照）。

🐾 相互作用

併用注意（併用に注意すること）

①薬剤名など

甘草(カンゾウ)含有製剤、グリチルリチン酸およびその塩類を含有する製剤、ループ系利尿剤（フロセミド、エタクリン酸）、チアジド系利尿剤（トリクロルメチアジド）。

②臨床症状・措置方法

偽アルドステロン症が現れやすくなります。また、低カリウム血症の結果として、ミオパチーが現れやすくなります（下記「重大な副作用」の項参照）。

③機序・危険因子

グリチルリチン酸および利尿剤は尿細管でのカリウム排泄促進作用があるため、血清カリウム値の低下が促進されることが考えられます。

🐾 副作用

1. 副作用発生状況の概要

副作用発現頻度調査（2013年10月～2014年9月）において、2,975例中、33例（1.1％）37件に臨床検査値の異常を含む副作用が報告されました[1]。

2. 重大な副作用

①間質性肺炎（頻度不明）

咳嗽、呼吸困難、発熱、肺音の異常などが現れた場合には、本剤の投与を中止し、速やかに胸部X線、胸部CTなどの検査を実施するとともに、副腎皮質ホルモン剤の投与などの適切な処置を行います。

②偽アルドステロン症（頻度不明）

低カリウム血症、血圧上昇、ナトリウム・体液の貯留、浮腫、体重増加などの偽アルドステロン症が現れることがあるので、観察（血清カリウム値の測定

など）を十分に行い、異常が認められた場合には投与を中止し、カリウム剤の投与などの適切な処置を行います。

③うっ血性心不全、心室細動、心室頻拍（Torsades de Pointesを含む）（頻度不明）

うっ血性心不全、心室細動、心室頻拍（Torsades de Pointes を含む）が現れることがあるので、観察（血清カリウム値の測定など）を十分に行い、動悸、息切れ、倦怠感、めまい、失神などの異常が認められた場合には投与を中止し、適切な処置を行います。

④ミオパチー（頻度不明）

低カリウム血症の結果として、ミオパチー、横紋筋融解症が現れることがあるので、脱力感、筋力低下、筋肉痛、四肢痙攣・麻痺、CK（CPK）上昇、血中および尿中のミオグロビン上昇が認められた場合には投与を中止し、カリウム剤の投与などの適切な処置を行います。

⑤肝機能障害、黄疸（頻度不明）

AST（GOT）、ALT（GPT）、Al-P、γ-GTPの上昇などを伴う肝機能障害、黄疸が現れることがあるので、観察を十分に行い、異常が認められた場合には投与を中止し、適切な処置を行います。

3. その他の副作用

以下の表にまとめます。

	0.1%～5%未満	0.1%未満	頻度不明
過敏症[注1]		発疹	発赤、そう痒など
肝臓		肝機能異常	
消化器		悪心	嘔吐、下痢など
その他	低カリウム血症、浮腫、高血圧（血圧上昇を含む）	動悸	

注1）このような症状が現れた場合には投与を中止すること。

高齢者への投与
一般に高齢者では生理機能が低下しているので減量するなど注意します。

妊婦、産婦、授乳婦などへの投与
妊娠中の投与に関する安全性は確立していないので、妊婦または妊娠している可能性のある婦人には、治療上の有益性が危険性を上回ると判断される場合にのみ投与します。

小児などへの投与
小児などに対する安全性は確立していません［使用経験が少ない］。

〈引用・参考文献〉
1) 牧綾子ほか．ツムラ芍薬甘草湯エキス顆粒（医療用）の副作用発現頻度調査．診断と治療．104(7), 2016, 947.

4 大黄（ダイオウ）
下剤プルゼニド®と同じ成分

重要な基本的注意
❶ 大黄が含まれる薬剤の使用にあたっては、患者の証（体質・症状）を考慮して投与します。なお、経過を十分に観察し、症状・所見の改善が認められない場合には、継続投与を避けます。
❷ ほかの漢方製剤などを併用する場合は、含有生薬の重複に注意します。大黄（ダイオウ）を含む製剤との併用には特に注意します。
❸ 大黄（ダイオウ）の瀉下（しゃげ）作用には個人差が認められるので、用法および用量に注意します。

慎重投与（次の患者には慎重に投与すること）
1 下痢、軟便のある患者［これらの症状が悪化するおそれがある］。

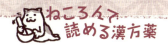

2️⃣ 著しく胃腸の虚弱な患者［食欲不振、腹痛、下痢などが現れるおそれがある］。

🐾 その他の副作用（頻度不明）

消化器（食欲不振、腹痛、下痢）などがあります。
消化管メラノーシスの原因となることがあります。

🐾 高齢者への投与

一般に高齢者では生理機能が低下しているので減量するなど注意します。

🐾 妊婦、産婦、授乳婦などへの投与

1️⃣ 妊婦または妊娠している可能性のある婦人には投与しないことが望ましいです［本剤に含まれる大黄(ダイオウ)の子宮収縮作用および骨盤内臓器の充血作用により流早産の危険性がある］。

2️⃣ 授乳中の婦人には慎重に投与すること［本剤に含まれる大黄(ダイオウ)中のアントラキノン誘導体が母乳中に移行し、乳児の下痢を起こすことがある］。

🐾 小児などへの投与

小児などに対する安全性は確立していません［使用経験が少ない］。

2 各症状に効く代表的な漢方薬

- 薬剤情報は株式会社ツムラのエキス剤を参考にし、薬剤名の横に◯で製品番号を記載しています
- 保険適用の薬剤を収載しています

1. 風邪をひいたとき

❋ 葛根湯（カッコントウ） ① 🐾🐾🐾 よく使うニャ！

組成	本品7.5g中、下記の割合の混合生薬の乾燥エキス3.75gを含有する。				
日局カッコン	4.0g	日局カンゾウ	2.0g	日局ショウキョウ	2.0g
日局タイソウ	3.0g	日局ケイヒ	2.0g		
日局マオウ	3.0g	日局シャクヤク	2.0g		

☞ 風邪のひきはじめ、鼻かぜ、炎症性疾患、肩こり、上半身の神経痛、じんましんの治療に使用されます。通常、自然発汗がなく頭痛、発熱、悪寒、肩こりのある人に用いられます。

❋ 柴胡桂枝湯（サイコケイシトウ） ⑩

組成	本品7.5g中、下記の割合の混合生薬の乾燥エキス4.0gを含有する。				
日局サイコ	5.0g	日局カンゾウ	2.0g	日局タイソウ	2.0g
日局ハンゲ	4.0g	日局ケイヒ	2.0g	日局ニンジン	2.0g
日局オウゴン	2.0g	日局シャクヤク	2.0g	日局ショウキョウ	1.0g

☞ 発熱して汗の出ている風邪の改善、胃腸や肝臓などの機能障害に伴うみぞおちの痛みの治療に使用されます。通常、発熱汗が出て、悪寒がし、身体の痛み、頭痛、吐き気のある人に用いられます。

小青竜湯 ⑲ よく使うニャ！
(ショウセイリュウトウ)

組成 本品9.0g中、下記の割合の混合生薬の乾燥エキス5.0gを含有する。

日局ハンゲ	6.0g	日局ケイヒ	3.0g	日局シャクヤク	3.0g
日局カンキョウ	3.0g	日局ゴミシ	3.0g	日局マオウ	3.0g
日局カンゾウ	3.0g	日局サイシン	3.0g		

☞ 気管支炎、気管支ぜんそく、風邪、鼻炎、アレルギー性鼻炎・結膜炎の治療に使用されます。これらの疾患における水様の痰、水様鼻汁、鼻閉、くしゃみ、喘鳴、咳嗽（がいそう）、流涙（りゅうるい）に用いられます。

麻黄湯 ㉗ よく使うニャ！
(マオウトウ)

組成 本品7.5g中、下記の割合の混合生薬の乾燥エキス1.75gを含有する。

日局キョウニン	5.0g	日局ケイヒ	4.0g
日局マオウ	5.0g	日局カンゾウ	1.5g

☞ 風邪、インフルエンザ（初期）、ぜんそく、乳児の鼻づまり、哺乳困難の治療に使用されます。通常、悪寒、発熱、頭痛、腰痛、自然に汗の出ない人に用いられます。

補中益気湯 ㊶
(ホチュウエッキトウ)

組成 本品7.5g中、下記の割合の混合生薬の乾燥エキス5.0gを含有する。

日局オウギ	4.0g	日局サイコ	2.0g	日局ショウマ	1.0g
日局ソウジュツ	4.0g	日局タイソウ	2.0g	日局ショウキョウ	0.5g
日局ニンジン	4.0g	日局チンピ	2.0g		
日局トウキ	3.0g	日局カンゾウ	1.5g		

☞ 夏やせ、病後の体力増強、食欲不振、胃下垂、風邪、痔、脱肛、子宮下垂、陰萎（いんい）、多汗症の治療に使用されます。通常、消化機能が衰え、四肢倦怠感

が著しい虚弱体質者に用いられます。

五積散 ゴシャクサン ⑥

組成	本品7.5g中、下記の割合の混合生薬の乾燥エキス4.0gを含有する。					
日局ソウジュツ	3.0g	日局キキョウ	1.0g	日局センキュウ	1.0g
日局チンピ	2.0g	日局キジツ	1.0g	日局タイソウ	1.0g
日局トウキ	2.0g	日局ケイヒ	1.0g	日局ビャクシ	1.0g
日局ハンゲ	2.0g	日局コウボク	1.0g	日局マオウ	1.0g
日局ブクリョウ	2.0g	日局シャクヤク	1.0g		
日局カンゾウ	1.0g	日局ショウキョウ	1.0g		

☞ 胃腸炎、腰痛、神経痛、関節痛、月経痛、頭痛、冷え症、更年期障害、風邪の治療に使用されます。通常、慢性に経過し、症状の激しくない場合に用いられます。

参蘇飲 ジンソイン ⑯

組成	本品7.5g中、下記の割合の混合生薬の乾燥エキス4.0gを含有する。					
日局ハンゲ	3.0g	日局ゼンコ	2.0g	日局カンゾウ	1.0g
日局ブクリョウ	3.0g	日局チンピ	2.0g	日局キジツ	1.0g
日局カッコン	2.0g	日局タイソウ	1.5g	日局ソヨウ	1.0g
日局キキョウ	2.0g	日局ニンジン	1.5g	日局ショウキョウ	0.5g

☞ 風邪、咳の治療に使用されます。

升麻葛根湯 ショウマカッコントウ ⑩

組成	本品7.5g中、下記の割合の混合生薬の乾燥エキス2.25gを含有する。					
日局カッコン	5.0g	日局ショウマ	2.0g	日局ショウキョウ	0.5g
日局シャクヤク	3.0g	日局カンゾウ	1.5g		

☞ 風邪の初期、皮膚炎の治療に使用されます。

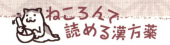

川芎茶調散 (センキュウチャチョウサン) ⑫

組成	本品7.5g中、下記の割合の混合生薬の乾燥エキス3.25gを含有する。				
日局コウブシ	4.0g	日局ケイガイ	2.0g	日局ボウフウ	2.0g
日局センキュウ	3.0g	日局ハッカ	2.0g	日局カンゾウ	1.5g
日局キョウカツ	2.0g	日局ビャクシ	2.0g	チャヨウ	1.5g

☞ 風邪、頭痛などの治療に使用されます。

麻黄附子細辛湯 (マオウブシサイシントウ) ⑫ 🐾🐾🐾 よく使うニャ！

組成	本品7.5g中、下記の割合の混合生薬の乾燥エキス1.50gを含有する。		
日局マオウ	4.0g	日局ブシ末	1.0g
日局サイシン	3.0g		

☞ 風邪、気管支炎の治療に使用されます。通常、悪寒、微熱、全身倦怠、低血圧で頭痛、めまいあり、四肢に疼痛冷感ある人に用いられます。

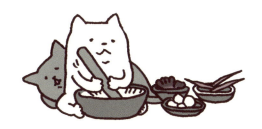

2. むくみがあるとき

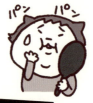

🏵 五苓散 ⑰ 🐾 🐾 🐾 よく使うニャ！

組成	本品 7.5 g 中、下記の割合の混合生薬の乾燥エキス 2.0 g を含有する。				
日局タクシャ	4.0 g	日局チョレイ	3.0 g	日局ケイヒ	1.5 g
日局ソウジュツ	3.0 g	日局ブクリョウ	3.0 g		

☞ むくみ、二日酔い、下痢、悪心、嘔吐、めまい、頭痛の治療に使用されます。通常、口渇、尿量が減少する人に用いられます。

🏵 防已黄耆湯 ⑳ 🐾 🐾 🐾 よく使うニャ！

組成	本品 7.5 g 中、下記の割合の混合生薬の乾燥エキス 3.75 g を含有する。				
日局オウギ	5.0 g	日局ソウジュツ	3.0 g	日局カンゾウ	1.5 g
日局ボウイ	5.0 g	日局タイソウ	3.0 g	日局ショウキョウ	1.0 g

☞ 腎機能の低下、肥満症、関節炎、皮膚の炎症、むくみ、多汗症、月経不順の治療に使用されます。通常、色白で筋肉が軟らかく水太りの体質で疲れやすく、汗が多く、小便不利で下肢に浮腫をきたし、膝関節の腫痛がする人に用いられます。

🏵 木防已湯 ㊱

組成	本品 7.5 g 中、下記の割合の混合生薬の乾燥エキス 1.5 g を含有する。		
日局セッコウ	10.0 g	日局ケイヒ	3.0 g
日局ボウイ	4.0 g	日局ニンジン	3.0 g

☞ 咳を伴う呼吸困難、心臓性ぜんそく、むくみの治療に使用されます。顔色がさえず、咳を伴う呼吸困難があり、心臓下部に緊張圧重感があるものの心臓あるいは腎臓にもとづく疾患、浮腫、心臓性ぜんそくに用いられます。

猪苓湯（チョレイトウ） ㊵

組成　本品 7.5 g 中、下記の割合の混合生薬の乾燥エキス 2.5 g を含有する。					
日局カッセキ	3.0 g	日局チョレイ	3.0 g	アキョウ	3.0 g
日局タクシャ	3.0 g	日局ブクリョウ	3.0 g		

☞ 下半身のむくみ、残尿感、腎疾患、尿路疾患に伴う諸症状、下痢の治療に使用されます。通常、尿量減少、小便難、口渇を訴える人に用いられます。

防風通聖散（ボウフウツウショウサン） (62)

組成　本品 7.5 g 中、下記の割合の混合生薬の乾燥エキス 4.5 g を含有する。					
日局カッセキ	3.0 g	日局ダイオウ	1.5 g	日局ハッカ	1.2 g
日局オウゴン	2.0 g	日局ケイガイ	1.2 g	日局ボウフウ	1.2 g
日局カンゾウ	2.0 g	日局サンシシ	1.2 g	日局マオウ	1.2 g
日局キキョウ	2.0 g	日局シャクヤク	1.2 g	日局レンギョウ	1.2 g
日局セッコウ	2.0 g	日局センキュウ	1.2 g	日局無水ボウショウ	0.7 g
日局ビャクジュツ	2.0 g	日局トウキ	1.2 g	日局ショウキョウ	0.3 g

☞ 高血圧に伴う症状（動悸、肩こり、のぼせ）、肥満症、むくみ、便秘の治療に使用されます。通常、腹部に皮下脂肪が多く、便秘がちな人に用いられます。

六味丸（ロクミガン） (87)

組成　本品 7.5 g 中、下記の割合の混合生薬の乾燥エキス 3.75 g を含有する。					
日局ジオウ	5.0 g	日局サンヤク	3.0 g	日局ブクリョウ	3.0 g
日局サンシュユ	3.0 g	日局タクシャ	3.0 g	日局ボタンピ	3.0 g

☞ 排尿困難、頻尿、むくみ、かゆみの治療に使用されます。通常、疲れやすくて尿量減少または多尿で、時に口渇がある人に用いられます。

牛車腎気丸 107

組成	本品7.5g中、下記の割合の混合生薬の乾燥エキス4.5gを含有する。				
日局ジオウ	5.0g	日局シャゼンシ	3.0g	日局ケイヒ	1.0g
日局ゴシツ	3.0g	日局タクシャ	3.0g	日局ブシ末	1.0g
日局サンシュユ	3.0g	日局ブクリョウ	3.0g		
日局サンヤク	3.0g	日局ボタンピ	3.0g		

☞ 下肢痛、腰痛、しびれ、老人のかすみ目、かゆみ、排尿困難、頻尿、むくみの治療に使用されます。通常、疲れやすくて、四肢が冷えやすく尿量減少または多尿で時に口渇がある人に用いられます。

柴苓湯 114

組成	本品9.0g中、下記の割合の混合生薬の乾燥エキス6.0gを含有する。				
日局サイコ	7.0g	日局ソウジュツ	3.0g	日局ブクリョウ	3.0g
日局タクシャ	5.0g	日局タイソウ	3.0g	日局カンゾウ	2.0g
日局ハンゲ	5.0g	日局チョレイ	3.0g	日局ケイヒ	2.0g
日局オウゴン	3.0g	日局ニンジン	3.0g	日局ショウキョウ	1.0g

☞ 水瀉性下痢、急性胃腸炎、夏バテ、むくみの治療に使用されます。通常、吐き気、食欲不振、のどの渇き、排尿が少ない人に用いられます。

茵蔯五苓散 117

組成	本品7.5g中、下記の割合の混合生薬の乾燥エキス2.75gを含有する。				
日局タクシャ	6.0g	日局チョレイ	4.5g	日局インチンコウ	4.0g
日局ソウジュツ	4.5g	日局ブクリョウ	4.5g	日局ケイヒ	2.5g

☞ 嘔吐、じんましん、二日酔いのむかつき、むくみの治療に使用されます。通常、のどが渇いて、尿が少ない人に用いられます。

3. 下痢をしたとき

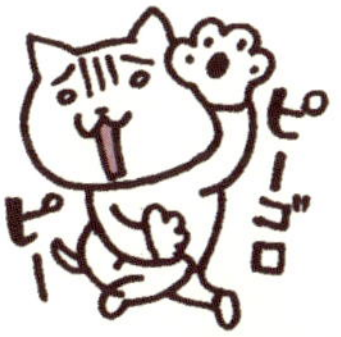

半夏瀉心湯(ハンゲシャシントウ) ⑭

よく使うニャ！

組成　本品 7.5 g 中、下記の割合の混合生薬の乾燥エキス 4.5 g を含有する。					
日局ハンゲ	5.0 g	日局カンゾウ	2.5 g	日局オウレン	1.0 g
日局オウゴン	2.5 g	日局タイソウ	2.5 g		
日局カンキョウ	2.5 g	日局ニンジン	2.5 g		

☞ 胃腸の炎症や機能低下、口内炎、精神不安の治療に使用されます。通常、みぞおちがつかえ、ときに悪心、嘔吐があり、食欲不振で腹が鳴って軟便または下痢の傾向のある人に用いられます。

四君子湯(シクンシトウ) (75)

組成　本品 7.5 g 中、下記の割合の混合生薬の乾燥エキス 2.75 g を含有する。					
日局ソウジュツ	4.0 g	日局ブクリョウ	4.0 g	日局ショウキョウ	1.0 g
日局ニンジン	4.0 g	日局カンゾウ	1.0 g	日局タイソウ	1.0 g

☞ 胃腸虚弱、慢性胃炎、胃のもたれ、嘔吐、下痢の治療に使用されます。通常、やせて顔色が悪く、食欲がなく、疲れやすい人に用いられます。

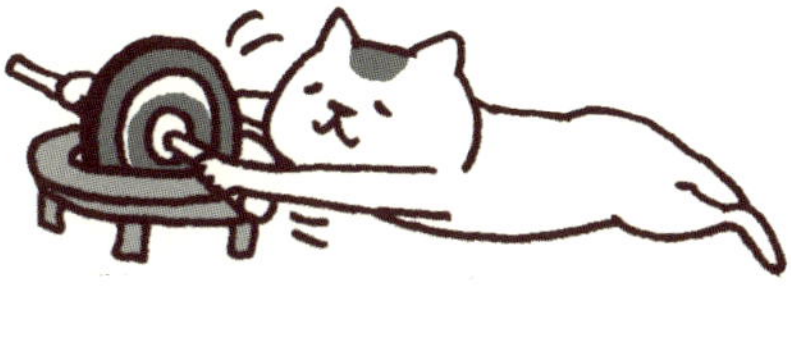

🟥 胃苓湯 (イレイトウ) ⑮

組成	本品7.5g中、下記の割合の混合生薬の乾燥エキス4.25gを含有する。				
日局コウボク	2.5g	日局チンピ	2.5g	日局ショウキョウ	1.5g
日局ソウジュツ	2.5g	日局ビャクジュツ	2.5g	日局タイソウ	1.5g
日局タクシャ	2.5g	日局ブクリョウ	2.5g	日局カンゾウ	1.0g
日局チョレイ	2.5g	日局ケイヒ	2.0g		

☞ 食あたり、夏バテ、冷え腹、急性胃腸炎、腹痛の治療に使用されます。通常、水瀉性(すいしゃせい)の下痢、嘔吐があり、口渇、尿量減少を伴う人に用いられます。

🟥 啓脾湯 (ケイヒトウ) ⑫⑧

組成	本品7.5g中、下記の割合の混合生薬の乾燥エキス4.75gを含有する。				
日局ソウジュツ	4.0g	日局ニンジン	3.0g	日局タクシャ	2.0g
日局ブクリョウ	4.0g	日局レンニク	3.0g	日局チンピ	2.0g
日局サンヤク	3.0g	日局サンザシ	2.0g	日局カンゾウ	1.0g

☞ 胃腸虚弱、慢性胃腸炎、消化不良、下痢の治療に使用されます。通常、やせて、顔色が悪く、食欲がなく、下痢の傾向がある人に用いられます。

🟥 清暑益気湯 (セイショエッキトウ) ⑬⑥

組成	本品7.5g中、下記の割合の混合生薬の乾燥エキス5.0gを含有する。				
日局ソウジュツ	3.5g	日局オウギ	3.0g	日局オウバク	1.0g
日局ニンジン	3.5g	日局チンピ	3.0g	日局カンゾウ	1.0g
日局バクモンドウ	3.5g	日局トウキ	3.0g	日局ゴミシ	1.0g

☞ 夏バテ(食欲不振、下痢、全身倦怠)、夏やせの治療に使用されます。

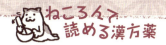

❋ **五苓散**（ゴレイサン）→p.90 参照

❋ **猪苓湯**（チョレイトウ）→p.91 参照

❋ **柴苓湯**（サイレイトウ）→p.92 参照

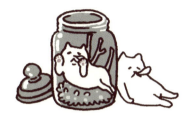

4. 便秘になったとき

✽ 大柴胡湯 ⑧
（ダイサイコトウ）

組成	本品 7.5 g 中、下記の割合の混合生薬の乾燥エキス 4.5 g を含有する。				
日局サイコ	6.0 g	日局シャクヤク	3.0 g	日局ショウキョウ	1.0 g
日局ハンゲ	4.0 g	日局タイソウ	3.0 g	日局ダイオウ	1.0 g
日局オウゴン	3.0 g	日局キジツ	2.0 g		

☞ 胃腸や肝臓などの炎症、胃腸の機能低下、高血圧症、じんましんの治療に使用されます。通常、比較的体力のある人で、便秘がちで、上腹部が張って苦しく、耳鳴り、肩こりなどを伴う人に用いられます。

✽ 加味逍遙散 ㉔
（カミショウヨウサン）

組成	本品 7.5 g 中、下記の割合の混合生薬の乾燥エキス 4.0 g を含有する。				
日局サイコ	3.0 g	日局ブクリョウ	3.0 g	日局ショウキョウ	1.0 g
日局シャクヤク	3.0 g	日局サンシシ	2.0 g	日局ハッカ	1.0 g
日局ソウジュツ	3.0 g	日局ボタンピ	2.0 g		
日局トウキ	3.0 g	日局カンゾウ	1.5 g		

☞ 冷え症、虚弱体質、月経不順、月経痛、更年期障害の治療に使用されます。通常、肩がこり、疲れやすく、精神不安などの精神神経症状、ときに便秘の傾向のある体質虚弱な婦人に用いられます。

大黄牡丹皮湯（ダイオウボタンピトウ） ㉝

組成 本品 7.5 g 中、下記の割合の混合生薬の乾燥エキス 3.5 g を含有する。					
日局トウガシ	6.0 g	日局ボタンピ	4.0 g	日局無水ボウショウ	1.8 g
日局トウニン	4.0 g	日局ダイオウ	2.0 g		

月経不順、月経痛、便秘、痔疾（じしつ）の治療に使用されます。通常、比較的体力があり、下腹部痛があって、便秘しがちな人に用いられます。

潤腸湯（ジュンチョウトウ） (51)

組成 本品 7.5 g 中、下記の割合の混合生薬の乾燥エキス 5.0 g を含有する。					
日局ジオウ	6.0 g	日局キョウニン	2.0 g	日局マシニン	2.0 g
日局トウキ	3.0 g	日局コウボク	2.0 g	日局カンゾウ	1.5 g
日局オウゴン	2.0 g	日局ダイオウ	2.0 g		
日局キジツ	2.0 g	日局トウニン	2.0 g		

便秘の治療に使用されます。

桃核承気湯（トウカクジョウキトウ） (61)

よく使うニャ！

組成 本品 7.5 g 中、下記の割合の混合生薬の乾燥エキス 3.0 g を含有する。					
日局トウニン	5.0 g	日局ダイオウ	3.0 g	日局無水ボウショウ	0.9 g
日局ケイヒ	4.0 g	日局カンゾウ	1.5 g		

月経不順、月経痛、月経時や産後の精神不安、腰痛、便秘、高血圧に伴う症状（頭痛、めまい、肩こり）の治療に使用されます。通常、比較的体力があり、のぼせて便秘しがちな人に用いられます。

調胃承気湯 [74]
チョウイジョウキトウ

組成	本品 7.5 g 中、下記の割合の混合生薬の乾燥エキス 1.25 g を含有する。		
日局ダイオウ	2.0 g	日局無水ボウショウ	0.5 g
日局カンゾウ	1.0 g		

☞ 便秘の治療に使用されます。

大黄甘草湯 [84]
ダイオウカンゾウトウ

組成	本品 7.5 g 中、下記の割合の混合生薬の乾燥エキス 1.5 g を含有する。		
日局ダイオウ	4.0 g	日局カンゾウ	2.0 g

☞ 便秘症の治療に使用されます。

通導散 [105]
ツウドウサン

組成	本品 7.5 g 中、下記の割合の混合生薬の乾燥エキス 4.5 g を含有する。						
日局キジツ	3.0 g	日局コウカ	2.0 g	日局モクツウ	2.0 g
日局ダイオウ	3.0 g	日局コウボク	2.0 g	日局無水ボウショウ	1.8 g
日局トウキ	3.0 g	日局ソボク	2.0 g		
日局カンゾウ	2.0 g	日局チンピ	2.0 g		

☞ 月経不順、月経痛、更年期障害、腰痛、便秘、打ち身（打撲）、高血圧に伴う症状（頭痛、めまい、肩こり）の治療に使用されます。通常、比較的体力があり下腹部に圧痛があって便秘しがちな人に用いられます。

❋ 三黄瀉心湯 (サンオウシャシントウ) ⑬

組成	本品7.5g中、下記の割合の混合生薬の乾燥エキス1.75gを含有する。		
日局オウゴン	3.0g	日局ダイオウ	3.0g
日局オウレン	3.0g		

☞ 高血圧に伴う症状（のぼせ、肩こり、耳鳴り、頭重、不眠、不安）、鼻血、痔出血、便秘、更年期障害などの治療に使用されます。通常、比較的体力があり、のぼせ気味で、顔面紅潮し、精神不安で、便秘の傾向のある人に用いられます。

❋ 麻子仁丸 (マシニンガン) ⑫ 🐾🐾🐾 よく使うニャ！

組成	本品7.5g中、下記の割合の混合生薬の乾燥エキス2.25gを含有する。				
日局マシニン	5.0g	日局キジツ	2.0g	日局コウボク	2.0g
日局ダイオウ	4.0g	日局キョウニン	2.0g	日局シャクヤク	2.0g

☞ 便秘の治療に使用されます。

❋ 大承気湯 (ダイジョウキトウ) ⑬

組成	本品7.5g中、下記の割合の混合生薬の乾燥エキス3.0gを含有する。		
日局コウボク	5.0g	日局ダイオウ	2.0g
日局キジツ	3.0g	日局無水ボウショウ	1.3g

☞ 便秘、高血圧、神経症、食あたりの治療に使用されます。通常、腹部が固くつかえて、便秘するもの、あるいは肥満体質で便秘する人に用いられます。

桂枝加芍薬大黄湯 (ケイシカシャクヤクダイオウトウ) ⑬ よく使うニャ！

組成	本品7.5g中、下記の割合の混合生薬の乾燥エキス4.0gを含有する。				
日局シャクヤク	6.0g	日局タイソウ	4.0g	日局ダイオウ	2.0g
日局ケイヒ	4.0g	日局カンゾウ	2.0g	日局ショウキョウ	1.0g

☞ 急性腸炎、便秘、腹痛を伴う排便異常などの治療に使用されます。通常、比較的体力のない人で、腹部膨満し、腸内の停滞感あるいは腹痛などを伴う人に用いられます。

茵蔯蒿湯 (インチンコウトウ) ⑬

組成	本品7.5g中、下記の割合の混合生薬の乾燥エキス1.5gを含有する。		
日局インチンコウ	4.0g	日局ダイオウ	1.0g
日局サンシシ	3.0g		

☞ 黄疸、肝硬変、じんましん、口内炎などの治療に使用されます。通常、尿量減少、便秘がちで比較的体力のある人に用いられます。

防風通聖散 (ボウフウツウショウサン) →p.91 参照

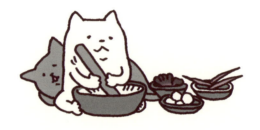

5. 腰痛になったとき

八味地黄丸 ⑦ よく使うニャ！

組成	本品7.5g中、下記の割合の混合生薬の乾燥エキス4.0gを含有する。					
日局ジオウ	6.0g	日局タクシャ	3.0g	日局ケイヒ	1.0g
日局サンシュユ	3.0g	日局ブクリョウ	3.0g	日局ブシ末	0.5g
日局サンヤク	3.0g	日局ボタンピ	2.5g		

☞ 泌尿器・生殖器などの機能低下、下肢痛、腰痛の治療に使用されます。通常、疲労、倦怠感が著しく、尿利減少または頻数で、口渇し、手足に交互的に冷感と熱感のある人に用いられます。

当帰四逆加呉茱萸生姜湯 ㊳

組成	本品7.5g中、下記の割合の混合生薬の乾燥エキス4.0gを含有する。					
日局タイソウ	5.0g	日局トウキ	3.0g	日局ゴシュユ	2.0g
日局ケイヒ	3.0g	日局モクツウ	3.0g	日局サイシン	2.0g
日局シャクヤク	3.0g	日局カンゾウ	2.0g	日局ショウキョウ	1.0g

☞ しもやけ、頭痛、下腹部痛、腰痛の治療に使用されます。通常、手足の冷えを感じ、下肢が冷えると下肢または下腹部が痛くなりやすい人に用いられます。

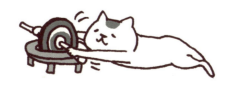

✤ 疎経活血湯 (ソケイカッケツトウ) ㊼ よく使うニャ！

組成	本品 7.5 g 中、下記の割合の混合生薬の乾燥エキス 5.0 g を含有する。					
日局シャクヤク	2.5 g	日局ブクリョウ	2.0 g	日局ボウフウ	1.5 g
日局ジオウ	2.0 g	日局イレイセン	1.5 g	日局リュウタン	1.5 g
日局センキュウ	2.0 g	日局キョウカツ	1.5 g	日局カンゾウ	1.0 g
日局ソウジュツ	2.0 g	日局ゴシツ	1.5 g	日局ビャクシ	1.0 g
日局トウキ	2.0 g	日局チンピ	1.5 g	日局ショウキョウ	0.5 g
日局トウニン	2.0 g	日局ボウイ	1.5 g		

☞ 関節痛、神経痛、腰痛、筋肉痛治療に使用されます。

✤ 苓姜朮甘湯 (リョウキョウジュツカントウ) ⑱

組成	本品 7.5 g 中、下記の割合の混合生薬の乾燥エキス 1.75 g を含有する。		
日局ブクリョウ	6.0 g	日局ビャクジュツ	3.0 g
日局カンキョウ	3.0 g	日局カンゾウ	2.0 g

☞ 腰痛、腰の冷え、夜尿症の治療に使用されます。通常、腰に冷えと痛みがあって、尿量が多い人に用いられます。

✤ 麻黄湯 (マオウトウ) →p.87 参照

✤ 桃核承気湯 (トウカクジョウキトウ) →p.97 参照

✤ 五積散 (ゴシャクサン) →p.88 参照

✤ 通導散 (ツウドウサン) →p.98 参照

✤ 牛車腎気丸 (ゴシャジンキガン) →p.92 参照

6. 頭痛がするとき

ねころんで読める漢方薬

呉茱萸湯（ゴシュユトウ）㉛ よく使うニャ！

組成	本品7.5g中、下記の割合の混合生薬の乾燥エキス2.25gを含有する。				
日局タイソウ		4.0g	日局ニンジン		2.0g
日局ゴシュユ		3.0g	日局ショウキョウ		1.5g

☞ 頭痛、嘔吐の治療に使用されます。通常、手足の冷えやすい中等度以下の体力の人に用いられます。

半夏白朮天麻湯（ハンゲビャクジュツテンマトウ）㊲

組成	本品7.5g中、下記の割合の混合生薬の乾燥エキス4.0gを含有する。				
日局チンピ	3.0g	日局テンマ	2.0g	日局ニンジン	1.5g
日局ハンゲ	3.0g	日局バクガ	2.0g	日局オウバク	1.0g
日局ビャクジュツ	3.0g	日局オウギ	1.5g	日局カンキョウ	1.0g
日局ブクリョウ	3.0g	日局タクシャ	1.5g	日局ショウキョウ	0.5g

☞ 胃腸虚弱で下肢が冷え、めまい、頭痛などがある人の治療に使用されます。

苓桂朮甘湯（リョウケイジュツカントウ）㊴

組成	本品7.5g中、下記の割合の混合生薬の乾燥エキス1.5gを含有する。				
日局ブクリョウ		6.0g	日局ソウジュツ		3.0g
日局ケイヒ		4.0g	日局カンゾウ		2.0g

☞ 神経症、いらいら、めまい、動悸、息切れ、頭痛の治療に使用されます。通常、めまい、ふらつきがある、または動悸があり尿量が減少する人に用いられます。

釣藤散(チョウトウサン) ㊼ よく使うニャ!

組成 本品 7.5 g 中、下記の割合の混合生薬の乾燥エキス 4.5 g を含有する。					
日局セッコウ	5.0 g	日局ハンゲ	3.0 g	日局ボウフウ	2.0 g
日局チョウトウコウ	3.0 g	日局ブクリョウ	3.0 g	日局カンゾウ	1.0 g
日局チンピ	3.0 g	日局キクカ	2.0 g	日局ショウキョウ	1.0 g
日局バクモンドウ	3.0 g	日局ニンジン	2.0 g		

☞ 中年以降、または高血圧傾向の慢性に続く頭痛の治療に使用されます。

桂枝人参湯(ケイシニンジントウ) (82)

組成 本品 7.5 g 中、下記の割合の混合生薬の乾燥エキス 2.5 g を含有する。					
日局ケイヒ	4.0 g	日局ソウジュツ	3.0 g	日局カンキョウ	2.0 g
日局カンゾウ	3.0 g	日局ニンジン	3.0 g		

☞ 頭痛、動悸、慢性胃腸炎、胃腸虚弱の治療に使用されます。通常、胃腸の弱い人に用いられます。

葛根湯(カッコントウ)→p.86 参照 よく使うニャ!

柴胡桂枝湯(サイコケイシトウ)→p.86 参照

五苓散(ゴレイサン)→p.90 参照 よく使うニャ!

麻黄湯(マオウトウ)→p.87 参照

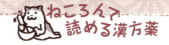

❈ 当帰四逆加呉茱萸生姜湯 →p.101 参照

❈ 桃核承気湯 →p.97 参照

❈ 五積散 →p.88 参照

❈ 通導散 →p.98 参照

❈ 川芎茶調散 →p.89 参照

❈ 麻黄附子細辛湯 →p.89 参照

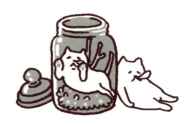

7. めまいがするとき

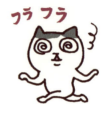

❊ 黄連解毒湯 ⑮
オウレンゲドクトウ

組成	本品 7.5 g 中、下記の割合の混合生薬の乾燥エキス 1.5 g を含有する。				
日局オウゴン	3.0 g	日局サンシシ	2.0 g		
日局オウレン	2.0 g	日局オウバク	1.5 g		

☞ 不眠症、いらいら、胃炎、二日酔い、めまい、動悸、湿疹・皮膚炎、皮膚のかゆみの治療に使用されます。通常、比較的体力があり、のぼせぎみで顔色が赤く、いらいらする傾向のある人に用いられます。

❊ 半夏厚朴湯 ⑯
ハンゲコウボクトウ

組成	本品 7.5 g 中、下記の割合の混合生薬の乾燥エキス 2.5 g を含有する。				
日局ハンゲ	6.0 g	日局コウボク	3.0 g	日局ショウキョウ	1.0 g
日局ブクリョウ	5.0 g	日局ソヨウ	2.0 g		

☞ 精神不安で胃が痛んだり、のどに物がつまったような感じ、つわり、咳、しわがれ声、不眠症の治療に使用されます。通常、気分がふさいで、咽喉、食道部に異物感があり、ときに動悸、めまい、嘔気などを伴う人に用いられます。

❊ 女神散 ㊺
ニョシンサン

組成	本品 7.5 g 中、下記の割合の混合生薬の乾燥エキス 4.5 g を含有する。				
日局コウブシ	3.0 g	日局オウゴン	2.0 g	日局オウレン	1.0 g
日局センキュウ	3.0 g	日局ケイヒ	2.0 g	日局カンゾウ	1.0 g
日局ソウジュツ	3.0 g	日局ニンジン	2.0 g	日局チョウジ	1.0 g
日局トウキ	3.0 g	日局ビンロウジ	2.0 g	日局モッコウ	1.0 g

☞ 産前産後などの神経症、月経不順の治療に使用されます。通常、のぼせとめまいのある人に用いられます。

柴朴湯 (サイボクトウ) ⑯

組成	本品7.5g中、下記の割合の混合生薬の乾燥エキス5.0gを含有する。				
日局サイコ	7.0g	日局コウボク	3.0g	日局ソヨウ	2.0g
日局ハンゲ	5.0g	日局タイソウ	3.0g	日局ショウキョウ	1.0g
日局ブクリョウ	5.0g	日局ニンジン	3.0g		
日局オウゴン	3.0g	日局カンゾウ	2.0g		

☞ 小児ぜんそく、気管支ぜんそく、気管支炎、咳、不安感の治療に使用されます。通常、気分がふさいで、咽喉、食道部に異物感があり、時に動悸、めまい、嘔気などを伴う人に用いられます。

茯苓飲合半夏厚朴湯 (ブクリョウインゴウハンゲコウボクトウ) ⑯

組成	本品7.5g中、下記の割合の混合生薬の乾燥エキス4.5gを含有する。				
日局ハンゲ	6.0g	日局コウボク	3.0g	日局ソヨウ	2.0g
日局ブクリョウ	5.0g	日局チンピ	3.0g	日局キジツ	1.5g
日局ソウジュツ	4.0g	日局ニンジン	3.0g	日局ショウキョウ	1.0g

☞ 不安神経症、神経性胃炎、つわり、胸やけ、胃炎の治療に使用されます。通常、気分がふさいで、咽喉、食道部に異物感があり、時に動悸、めまい、嘔気、胸やけなどがあり、尿量の減少する人に用いられます。

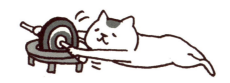

✦ 桂枝茯苓丸加薏苡仁 ⑫⑤

組成	本品7.5g中、下記の割合の混合生薬の乾燥エキス3.75gを含有する。					
日局ヨクイニン	10.0g	日局シャクヤク	4.0g	日局ブクリョウ	4.0g
日局ケイヒ	4.0g	日局トウニン	4.0g	日局ボタンピ	4.0g

☞ 月経不順、にきび、しみ、手足の荒れの治療に使用されます。通常、比較的体力があり、ときに下腹部痛、肩こり、頭重、めまい、のぼせて足冷えなどを訴える人に用いられます。

✦ 五苓散 →p.90 参照

✦ 半夏白朮天麻湯 →p.103 参照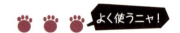

✦ 苓桂朮甘湯 →p.103 参照

✦ 桃核承気湯 →p.97 参照

✦ 通導散 →p.98 参照

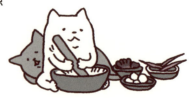

✦ 麻黄附子細辛湯 →p.89 参照

8. 肝疾患（柴胡を含む処方）

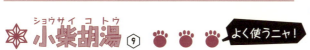

小柴胡湯 ⑨　よく使うニャ！

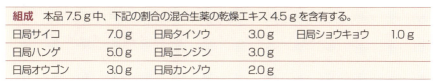

組成	本品 7.5 g 中、下記の割合の混合生薬の乾燥エキス 4.5 g を含有する。				
日局サイコ	7.0 g	日局タイソウ	3.0 g	日局ショウキョウ	1.0 g
日局ハンゲ	5.0 g	日局ニンジン	3.0 g		
日局オウゴン	3.0 g	日局カンゾウ	2.0 g		

☞ 慢性肝炎における肝機能障害の改善、気管支炎・リンパ腺炎などの炎症性疾患、気管支ぜんそく、慢性胃腸障害、産後回復不全の治療に使用されます。通常、体力中等度で上腹部が張って苦しく、舌苔を生じ、口中不快、食欲不振、時に微熱、悪心などのある人に用いられます。

使用上の注意

重要な基本的注意

❶ 慢性肝炎における肝機能障害で本剤を投与中は、血小板数の変化に注意し、血小板数の減少が認められた場合には、投与を中止します。
❷ 本剤の使用にあたっては、患者の証（体質・症状）を考慮して投与します。なお、経過を十分に観察し、症状・所見の改善が認められない場合には、継続投与を避けます。
❸ 本剤には甘草（カンゾウ）が含まれているので、血清カリウム値や血圧値などに十分留意し、異常が認められた場合には投与を中止します。
❹ ほかの漢方製剤などを併用する場合は、含有生薬の重複に注意します。

慎重投与（以下の患者には慎重に投与すること）

1 著しく体力の衰えている患者［副作用が現れやすくなり、その症状が増強されるおそれがある］。
2 慢性肝炎における肝機能障害で血小板数が 15 万/mm^3 以下の患者［肝硬変

に移行している可能性がある]。

🐾 相互作用
1. 併用禁忌（併用しないこと）
①薬剤名など
インターフェロン製剤（インターフェロン-α、インターフェロン-β）。
②臨床症状・措置方法
間質性肺炎が現れることがあります（p.111「重大な副作用」の項参照）。
③機序・危険因子
機序は不明です。

2. 併用注意（併用に注意すること）
①薬剤名など
甘草（カンゾウ）含有製剤、グリチルリチン酸およびその塩類を含有する製剤、ループ系利尿剤（フロセミド、エタクリン酸）、チアジド系利尿剤（トリクロルメチアジド）。
②臨床症状・措置方法
偽アルドステロン症が現れやすくなります。また、低カリウム血症の結果として、ミオパチーが現れやすくなります（以下 p.111「重大な副作用」の項参照）。
③機序・危険因子
グリチルリチン酸および利尿剤は尿細管でのカリウム排泄促進作用があるため、血清カリウム値の低下が促進されることが考えられます。

🐾 副作用
1. 副作用発生状況の概要
使用成績調査（1995年10月～1997年3月）[1]において、2,495例中、69例（2.8％）88件に臨床検査値の異常を含む副作用が報告されました。本項には頻度が算出できない副作用報告を含みます（承認時～1998年7月）。

2. 重大な副作用

①間質性肺炎（0.1％未満）

　発熱、咳嗽、呼吸困難、肺音の異常（捻髪音）などが現れた場合には、本剤の投与を中止し、速やかに胸部X線などの検査を実施するとともに副腎皮質ホルモン剤の投与などの適切な処置を行います。また発熱、咳嗽、呼吸困難などが現れた場合には、本剤の服用を中止し、ただちに連絡するよう患者に対し注意を行います。

②偽アルドステロン症（0.1％未満）

　低カリウム血症、血圧上昇、ナトリウム・体液の貯留、浮腫、体重増加などの偽アルドステロン症が現れることがあるので、観察（血清カリウム値の測定など）を十分に行い、異常が認められた場合には投与を中止し、カリウム剤の投与などの適切な処置を行います。

③ミオパチー（頻度不明）

　低カリウム血症の結果として、ミオパチー、横紋筋融解症が現れることがあるので、脱力感、筋力低下、筋肉痛、四肢痙攣・麻痺、CK（CPK）上昇、血中および尿中のミオグロビン上昇が認められた場合には投与を中止し、カリウム剤の投与などの適切な処置を行います。

④肝機能障害、黄疸（頻度不明）

　AST（GOT）、ALT（GPT）、Al-P、γ-GTPの著しい上昇などを伴う肝機能障害、黄疸が現れることがあるので、観察を十分に行い、異常が認められた場合には投与を中止し、適切な処置を行います。

3. その他の副作用

以下の表にまとめます。

	頻度不明	0.1〜5%未満	0.1%未満
過敏症[注1]			発疹、そう痒、じんましん
消化器	便秘	食欲不振、胃部不快感、嘔吐、下痢	悪心、腹痛
泌尿器[注2]	血尿、残尿感、膀胱炎		頻尿、排尿痛

注1) このような症状が現れた場合には投与を中止すること。
注2) このような症状が現れることがあるので、観察を十分に行い、異常が認められた場合には投与を中止し、適切な処置を行うこと。

🐾 高齢者への投与

一般に高齢者では生理機能が低下しているので減量するなど注意します。

🐾 妊婦、産婦、授乳婦などへの投与

妊娠中の投与に関する安全性は確立していないので、妊婦または妊娠している可能性のある婦人には、治療上の有益性が危険性を上回ると判断される場合にのみ投与します。

🐾 小児などへの投与

小児などに対する安全性は確立していません［使用経験が少ない］。

竜胆瀉肝湯（リュウタンシャカントウ）[76]

組成	本品7.5g中、下記の割合の混合生薬の乾燥エキス5.5gを含有する。				
日局ジオウ	5.0g	日局オウゴン	3.0g	日局カンゾウ	1.0g
日局トウキ	5.0g	日局シャゼンシ	3.0g	日局サンシシ	1.0g
日局モクツウ	5.0g	日局タクシャ	3.0g	日局リュウタン	1.0g

☞ 排尿痛、残尿感、尿のにごり、おりものの治療に使用されます。通常、比較的体力があり、下腹部筋肉が緊張する傾向がある人に用いられます。

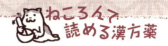

柴胡清肝湯 ⑧⓪
（サイコ セイカントウ）

組成	本品7.5g中、下記の割合の混合生薬の乾燥エキス4.75gを含有する。				
日局サイコ	2.0g	日局カンゾウ	1.5g	日局シャクヤク	1.5g
日局オウゴン	1.5g	日局キキョウ	1.5g	日局センキュウ	1.5g
日局オウバク	1.5g	日局ゴボウシ	1.5g	日局トウキ	1.5g
日局オウレン	1.5g	日局サンシシ	1.5g	日局ハッカ	1.5g
日局カロコン	1.5g	日局ジオウ	1.5g	日局レンギョウ	1.5g

☞ 小児の神経症、慢性扁桃腺炎、湿疹の治療に使用されます。通常、疳の強い傾向のある小児に用いられます。

抑肝散加陳皮半夏 ⑧③
（ヨクカンサン カ チンピ ハンゲ）

組成	本品7.5g中、下記の割合の混合生薬の乾燥エキス4.5gを含有する。				
日局ハンゲ	5.0g	日局センキュウ	3.0g	日局トウキ	3.0g
日局ソウジュツ	4.0g	日局チョウトウコウ	3.0g	日局サイコ	2.0g
日局ブクリョウ	4.0g	日局チンピ	3.0g	日局カンゾウ	1.5g

☞ 神経症、不眠症、小児夜泣きや疳の虫の治療に使用されます。通常、虚弱な体質で神経がたかぶる人に用いられます。

大柴胡湯 →p.96 参照
（ダイサイコトウ）

柴胡桂枝湯 →p.86 参照
（サイコケイシトウ）

茵蔯蒿湯 →p.100 参照
（インチンコウトウ）

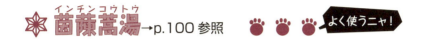
よく使うニャ！

〈引用・参考文献〉
1) 大隅彰・熊田博光監．ツムラ小柴胡湯エキス顆粒（医薬用）使用成績調査Ⅱ 集計・解析結果（平成10年9月）．

9. 口内炎ができたとき

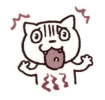

❋ 黄連湯 (オウレントウ) ⑫⓪

組成	本品7.5g中、下記の割合の混合生薬の乾燥エキス4.0gを含有する。					
日局ハンゲ	6.0g	日局カンゾウ	3.0g	日局ニンジン	3.0g
日局オウレン	3.0g	日局ケイヒ	3.0g		
日局カンキョウ	3.0g	日局タイソウ	3.0g		

☞ 急性胃炎、二日酔い、口内炎の治療に使用されます。通常、胃部の停滞感や重圧感、食欲不振のある人に用いられます。

❋ 半夏瀉心湯 (ハンゲシャシントウ) →p.93参照 🐾🐾🐾 よく使うニャ!

☞ 服用時：口内炎に対して本剤を使用する場合は、口にふくんで、ゆっくり服用する。

❋ 茵蔯蒿湯 (インチンコウトウ) →p.100参照

10. 月経に関するトラブル

当帰芍薬散 ㉓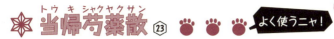

組成	本品 7.5 g 中、下記の割合の混合生薬の乾燥エキス 4.0 g を含有する。					
日局シャクヤク	4.0 g	日局タクシャ	4.0 g	日局センキュウ	3.0 g
日局ソウジュツ	4.0 g	日局ブクリョウ	4.0 g	日局トウキ	3.0 g

☞ 貧血、倦怠感、更年期障害、月経不順、月経痛、動悸、妊娠中の諸症状の治療に使用されます。通常、筋肉が一体に軟弱で疲労しやすく、腰脚の冷えやすい人に用いられます。

桂枝茯苓丸 ㉕

組成	本品 7.5 g 中、下記の割合の混合生薬の乾燥エキス 1.75 g を含有する。					
日局ケイヒ	3.0 g	日局トウニン	3.0 g	日局ボタンピ	3.0 g
日局シャクヤク	3.0 g	日局ブクリョウ	3.0 g		

☞ 子宮ならびにその付属器の炎症、子宮内膜炎、月経不順、月経困難、おりもの、更年期障害（頭痛、めまい、のぼせ、肩こりなど）、冷え症、腹膜炎、打撲症、痔疾患、睾丸炎（こうがんえん）に使用されます。体格はしっかりしていて赤ら顔が多く、腹部は大体充実、下腹部に抵抗のある人に用いられます。

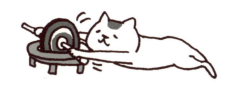

温清飲（ウンセイイン） (57)

組成　本品 7.5 g 中、下記の割合の混合生薬の乾燥エキス 3.75 g を含有する。					
日局ジオウ	3.0 g	日局トウキ	3.0 g	日局オウレン	1.5 g
日局シャクヤク	3.0 g	日局オウゴン	1.5 g	日局サンシシ	1.5 g
日局センキュウ	3.0 g	日局オウバク	1.5 g		

月経不順、月経痛、更年期障害、神経症の治療に使用されます。通常、皮膚の色つやが悪く、のぼせる人に用いられます。

四物湯（シモツトウ） (71)

組成　本品 7.5 g 中、下記の割合の混合生薬の乾燥エキス 2.75 g を含有する。			
日局ジオウ	3.0 g	日局センキュウ	3.0 g
日局シャクヤク	3.0 g	日局トウキ	3.0 g

産後あるいは流産後の疲労回復、月経不順、冷え症、しもやけ、しみの治療に使用されます。通常、皮膚が枯燥（こそう）し、色つやの悪い体質で胃腸障害のない人に用いられます。

温経湯（ウンケイトウ） (106)

組成　本品 7.5 g 中、下記の割合の混合生薬の乾燥エキス 5.0 g を含有する。					
日局バクモンドウ	4.0 g	日局シャクヤク	2.0 g	日局ショウキョウ	1.0 g
日局ハンゲ	4.0 g	日局センキュウ	2.0 g	アキョウ	2.0 g
日局トウキ	3.0 g	日局ニンジン	2.0 g		
日局カンゾウ	2.0 g	日局ボタンピ	2.0 g		
日局ケイヒ	2.0 g	日局ゴシュユ	1.0 g		

月経不順、月経痛、おりもの、更年期障害、不眠、神経症、湿疹、足腰の冷え、しもやけの治療に使用されます。通常、手足がほてり、唇が渇く人に用いられます。

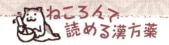

✤ 当帰建中湯 (トウキケンチュウトウ) �123

組成	本品 7.5 g 中、下記の割合の混合生薬の乾燥エキス 3.75 g を含有する。					
日局シャクヤク	5.0 g	日局タイソウ	4.0 g	日局カンゾウ	2.0 g
日局ケイヒ	4.0 g	日局トウキ	4.0 g	日局ショウキョウ	1.0 g

☞ 月経痛、下腹部痛、痔の治療に使用されます。通常、疲労しやすく、血色のすぐれない人に用いられます。

✤ 防已黄耆湯 (ボウイオウギトウ) →p.90 参照

✤ 加味逍遙散 (カミショウヨウサン) →p.96 参照　　よく使うニャ！

✤ 大黄牡丹皮湯 (ダイオウボタンピトウ) →p.97 参照

✤ 桃核承気湯 (トウカクジョウキトウ) →p.97 参照　　✤ 五積散 (ゴシャクサン) →p.88 参照

✤ 女神散 (ニョシンサン) →p.106 参照　　✤ 通導散 (ツウドウサン) →p.98 参照

✤ 桂枝茯苓丸加薏苡仁 (ケイシブクリョウガンカヨクイニン) →p.108 参照

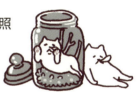

4章 漢方薬の使いかたと副作用のハナシ

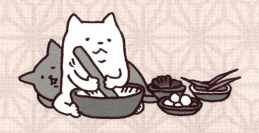

1. 謎に包まれた薬物動態

胃の状態は万全に！

経口薬の吸収経路

　薬が体に吸収されるとき、どんな経路をたどるのでしょうか？　胸痛発作の治療薬ニトログリセリンは舌下錠です。また減感作療法の薬も舌下錠です。舌下錠は舌で舐めて溶かすことで口の中の粘膜から吸収されるように作られています。そのほかの薬剤はほとんど小腸粘膜から吸収されます。吸収された薬剤は肝臓で代謝された後、胆汁と一緒に排出されるか、腎臓から体外へ排出されていきます。

　では漢方薬はどんな経路をたどるのでしょうか。実は漢方薬の体内動態については、つい最近まで謎に包まれていました。しかし、ノーベル化学賞を受賞した田中耕一先生により、その謎が解き明かされたのです。これまで漢方薬の有効成分は、分子量の大きさによって吸収されるスピードと場所が異なると考えられていました。非常に低分子のものは上部消化管粘膜から吸収され、高分子のものは大腸で糖鎖が外れた後に吸収されることが基礎研究でわかっていました。しかし、体内での薬物動態はわかっていませんでした。田中先生の研究手法を用いることで、漢方薬の有効成分が体内でどのタイミングで効果を発揮するのかが解明できたのです(→p.21)。日本の伝統医学の謎が、日本人の発明で解明されるという喜ばしい出来事でした。

大建中湯の薬物動態から見えてくること

　日本で最も使われている漢方薬、大建中湯（ダイケンチュウトウ）の薬物動態を見てみましょう。大建中湯は山椒、生姜（ショウキョウ）、人参、膠飴（コウイ）で構成される漢方薬です。主成分となるヒドロキシ-α-サンショール、[6]-ショーガオール、ギンセノシドRb₁について薬物動態が調べられています（図1）。特に作用の中心となる

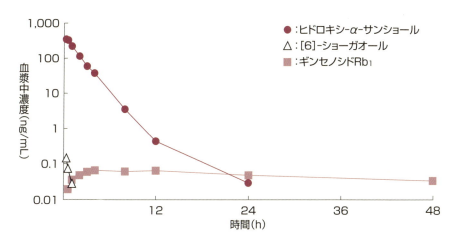

	ヒドロキシ-α-サンショール	[6]-ショーガオール	ギンセノシドRb₁
AUC (0-last)* (ng・h/mL)	658±223	0.0751±0.0571	2.27±0.839
C_{max}* (ng/mL)	391±136	0.142±0.109	0.0744±0.0229
$t_{1/2}$† (h)	1.71 (1.04-3.26)	0.312 (0.286-0.793)	41.0 (21.3-330)
t_{max}† (h)	0.258 (0.233-0.633)	0.242 (0.233-0.500)	4.02 (1.98-12.0)

n=16　＊：平均値±S.D.　†：中央値（範囲）

出典：Munekage, M. et al. Pharmacokinetics of daikenchuto, a traditional Japanese medicine (kampo) after single oral administration to healthy Japanese volunteers. Drug Metab Dispos. 39 (10), 2011, 1784-8.

図1　大建中湯（ダイケンチュウトウ）の薬物動態
健常人に本剤5gを空腹時単回経口投与したときの各成分の血漿中濃度推移（上）および薬物動態学的パラメータ（下）を示した（n=16）。

ヒドロキシ-α-サンショールと［6］-ショーガオールの最高血中濃度到達時間（Tmax）はそれぞれ 0.258 時間（15.48 分）、0.242 時間（14.52 分）でした。つまり、大建中湯を内服して 15 分程度で効果が現れるということです。

では効果の持続時間はどうでしょうか。ヒドロキシ-α-サンショールと［6］-ショーガオールの血中濃度半減期（$T_{1/2}$）は 1.71 時間（102.6 分）、0.312 時間（18.72 分）です。このことから、大建中湯の効果の持続時間は短く、1 日 3 回投与ではなくできるだけ頻回に投与する方が良いということがわかります。私は大建中湯を患者さんへ処方するとき、次のように説明しています。

「朝、大建中湯の 1 日分の 6 包を 500〜750 mL のお湯で溶かしてください。そしてお茶代わりに 1 日かけて飲むようにしましょう。できるだけ 1 日中、大建中湯を飲んでいることが重要です」

服薬のタイミング

漢方薬は服薬のタイミングがポイントです。薬物動態がわかっている漢方薬ならタイミングを図れますが、体内動態がわかっていない漢方薬もあります。漢方薬は速効性のものと持続性のものに分けられます。昔から風邪、腹痛、頭痛やめまい、こむら返りに使われていた漢方薬は総じて速効性があります。代表的な漢方薬を以下に挙げます。

風邪薬として使われてきた漢方薬：	葛根湯、小青竜湯、麻黄湯、麻黄附子細辛湯
腹痛に使われてきた漢方薬：	大建中湯、桂枝加芍薬湯、安中散
頭痛やめまいに使われてきた漢方薬：	五苓散、呉茱萸湯
こむら返りに使われてきた漢方薬：	芍薬甘草湯

胃の環境を整える

　服薬のタイミングを図るには Tmax（最高血中濃度到達時間）を知ることが大切です。まだ研究されていない漢方薬が多くありますが、昔から急性疾患に使われてきた漢方薬をより効率よく使いこなすためには、吸収しやすい環境を整える必要があります。

　そのためには胃の環境に注目します。1つ目のポイントとして、胃の中に食べたものが残っていると漢方薬の有効成分が食物に吸着されてしまう恐れがあります。このため、食間あるいは食前に服用するのではなく、食事の前なら10〜20分前までに、食事の後なら90分以上経ってから内服するようにします。2つ目のポイントとして胃の中のpH（水素イオン指数）

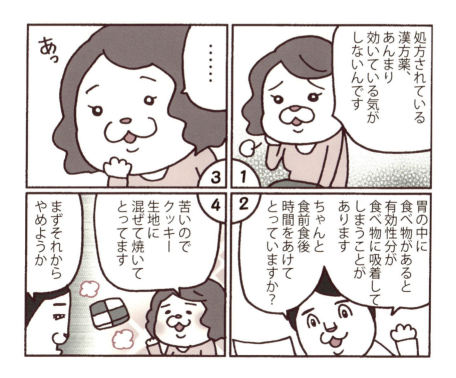

に注目します。漢方薬に含まれる有効成分の多くはアルカロイド（アルカリ性）です。胃の中がアルカリ性の場合は吸収されやすく、酸性の場合は吸収率が落ちます。

効率よく安全・安心に漢方薬を使うために

　漢方薬は「長く飲み続けないと効かない」のではありません。効果が出ないときには服薬指導が不十分だと考えましょう。漢方薬の使い方のコツを身につければ、思い通りの薬理作用を得ることができます。そのためには薬物動態をきちんと理解してタイミングを図ることが大切です。また胃の環境を整えることが必要です。

胃内 pH と漢方薬の関係を必ず確認する。漢方薬の薬物動態を知ることで、より効果的な使用方法が理解できる。

服用期間ってどれくらい？
長く飲んでいてもよいの？

「漢方薬は長く飲まないと効かない」という迷信

「処方してもらった薬は何カ月飲み続ける必要がありますか」「漢方薬だから数カ月は飲まないといけないんですよね」と真面目な顔で言われてしまうことがしばしばあります。皆さんはどう思いますか？

私はすぐさまこう答えます。「私の腕が確かなら、数日で改善しますから何カ月もかかることはありません」「風邪の人を数カ月かけて治すことなんてしませんよ」。

漢方薬といっても100種類以上ありますから、中には長く飲み続けるタイプのものもあります。しかし、もともと漢方医学の教科書は「傷寒論」といって急性感染症の治療方法を記載したものでした。ですから数カ月を前提に行うことは少なく、短期決戦が漢方医学の真骨頂です。

いつまで漢方薬を飲み続ける？

「この漢方薬は効いているのか効いていないのかわからないけれど、主治医から処方されているから飲み続けている」という患者さんがいらっしゃいます。「一度処方した漢方薬をいつまで服用してもらえばよいのかわからない」という医師や薬剤師からの質問を受けることもよくあります。

実際、開腹手術の後に処方されることが多い「大建中湯」は、術後の腸閉塞予防を目的に処方されているので、いつになったら服用をやめればよいか、医師も薬剤師も迷う場合が多いようです。しかし術後の腸閉塞は早期に起こる麻痺性イレウスと慢性期に起きる癒着性イレウスに分けられます。処方の目的が麻痺性イレウスであれば術後数週間の内服で目的は達せられると考えます。癒着性イレウスであれば食事指導や生活指導に加え、症状に合わせて処方が継続されます。どちらも治療の目的で処方されていますので、目的を達したときは内服を中止してよいと考えます。

2. 甘草（カンゾウ）による偽アルドステロン症

生薬のチェックは忘れずに！

漢方薬にも副作用がある

　風邪薬やビタミン剤に副作用があるように、漢方薬にも副作用があります。薬理作用があるということは、過剰反応も副作用も LD50（Lethal Dose, 50% の略。投与した動物の半数が死亡する用量）もあるということです。

　日本東洋医学会が行った「漢方と健康保険に関するアンケート 第2回」では、副作用を認めた721例の複数回答をまとめています。副作用の上位12個の抜粋では胃腸障害が最も多く、発疹、浮腫、薬疹などが報告されています（表1）。

　これらの副作用は、漢方薬に含まれる生薬との関係性が明らかになっています（表2）。胃腸障害は大黄（ダイオウ）、芒硝（ボウショウ）、地黄（ジオウ）、当帰（トウキ）、石膏（セッコウ）などが原因で

表1　漢方薬による副作用

胃腸障害	50.8%	めまい	1.4%
発疹	19.6%	のぼせ	1.2%
浮腫	6%	血圧	1.2%
薬疹	3.7%	頭痛	1%
低カリウム血症	1.4%	動悸	0.9%
かゆみ	1.4%	附子中毒	0.9%

出典：今津嘉宏. 漢方療法のリスクマネジメント. がん漢方. 北島政樹監. 東京, 南山堂, 2012, 176-84.

表2 生薬による副作用とその頻度

生薬	副作用	頻度
大黄、芒硝、地黄、当帰、石膏など	胃腸障害	50.8%
桂皮、当帰、黄芩	発疹・薬疹など	24.7%
甘草	グリチルリチン酸	8.6%
附子	アコニチン	6.6%
麻黄	エフェドリン	5.7%

出典：今津嘉宏. 漢方療法のリスクマネジメント. がん漢方. 北島政樹監. 東京, 南山堂, 2012, 176-84.

す。発疹、薬疹は桂皮(ケイヒ)、当帰(トウキ)、黄芩(オウゴン)と関係があります。つまりどの漢方薬でどんな副作用が出るか予想できるわけです。

エフェドリンと漢方の関係

皆さんが日ごろ慣れ親しんでいるいくつかの薬は、漢方薬にも使われています。というよりも、漢方薬の材料として使われていた薬草から抽出された成分を化学的に製造したものが薬剤として活用されていると言った方がよいかもしれません。1885（明治18）年に薬理学者の長井長義(ながいながよし)氏は漢方薬に使われていた麻黄(マオウ)からエフェドリンを分離抽出することに成功し、現在に至るまで多くの患者さんを救ってきました（p.37）。ただしエフェドリンを含む薬剤にはいくつかの禁忌があります。

アルドステロン症

たとえば甘草(カンゾウ)という生薬があります。甘草(カンゾウ)は砂漠地帯に生息する植物です。昔はしょうゆやたくあんに甘みを付けるときに使われていました。太らない甘みとして健康食品やお菓子に使われている甘草(カンゾウ)の主成分はグリチルリチン酸です。グリチルリチン酸といえば、グリチロン®という内服薬や強力ネオミノファーゲンシー®という注射薬として使われていますね。

2.甘草による偽アルドステロン症

簡単に説明すると、腎臓の上に三角形をした副腎という臓器があります。副腎は皮質と髄質に分かれ、皮質からは副腎皮質ホルモンとしてアルドステロン、コルチゾール、アンドロゲンが分泌されます。この中でアルドステロンは①レニン・アンジオテンシン系、②血漿カリウム濃度、③ACTH（副腎皮質刺激ホルモン）によって調節されています。腎臓の遠位尿細管に働いてNa^+（ナトリウム）とOH^-（重炭酸イオン）の再吸収とK^+（カリウム）とH^+（水素）の排泄を行います。
　アルドステロンが過剰に分泌される病気をアルドステロン症と言います。原因によって原発性、特発性、偽性などがあります。原発性アルドステロン症と特発性アルドステロン症は血漿アルドステロン値が高くなり、偽アルドステロン症は低値になります。

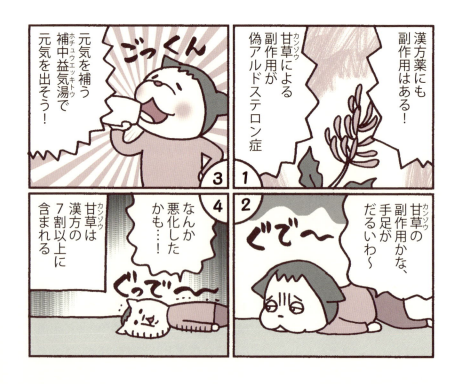

実は甘草(カンゾウ)による副作用として有名なのが偽アルドステロン症です。血中の血漿アルドステロン値は低値なのにもかかわらず、高血圧、浮腫、カリウム値低下などの症状から、血漿アルドステロン値が高値であるように見えます[1]。

偽アルドステロン症の症状は手足のだるさ、しびれ、つっぱり感、こわばり、力が抜ける感じ、こむら返り、筋肉痛などです。

原因の多くは薬剤性で、グリチルリチン酸によるものと考えられています。漢方薬の70％以上に甘草(カンゾウ)が含まれているので、漢方薬の代表的な副作用の一つと言えます。副作用の好発時期はさまざまですが、3カ月以内に発症した症例が約40％を占めます。男女比は男性：女性＝1：2、年齢は50〜80歳代が全体の80％、低身長、低体重など体表面積が小さなお年寄りに起こりやすいと言われています[1]。

低カリウム血症

サイアザイド系降圧剤やループ利尿薬、インスリン治療中の患者さんには低カリウム血症が起こりやすいと言われています。グリチルリチン酸と副腎皮質ホルモン、甲状腺ホルモンとの併用は低カリウム血症を生じやすく注意が必要です。漢方薬ではこむら返りに使われる芍薬甘草湯(シャクヤクカンゾウトウ)で起こることが最も多いと言われています。

芍薬甘草湯(シャクヤクカンゾウトウ)はゴルフや登山のときに大変重宝します。速効性があるので足がつって痛くなったときに内服すると10分以内に筋肉がほころんでくれます。こんな便利な芍薬甘草湯(シャクヤクカンゾウトウ)ですが副作用もあります。

副作用発現頻度調査（2013年10月〜2014年9月）[2]では、2,975例中33例（1.1％）37件に臨床検査値の異常を含む副作用が報告されています。つまり、甘草(カンゾウ)に含まれるグリチルリチン酸による低カリウム血症が起こるのです。

この研究結果では副作用は1.1％ですが、実際の臨床現場での印象は違います。私は年間約10,000人の患者さんを診察していますが、副作用は

3％前後あると考えています。確かに下肢の浮腫や高血圧の出現、血液検査でカリウムが低下するといったものは1.1％かもしれませんが、朝起きたときに手がこわばる、顔がむくんでいるといった症状を聞くこともあります。

皆さんが漢方薬を使うときは、どんな生薬が含まれているのかを必ず確認してください。特に甘草(カンゾウ)が含まれている漢方薬は全体の70％以上なので、副作用のモニタリングが必要です。

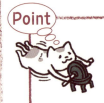

> **Point**
> 漢方薬の70％以上に甘草が含まれている。漢方薬を使用するときは、甘草が含まれているかどうか必ず確認しよう。

〈引用・参考文献〉
1) 厚生労働省. 重篤副作用疾患別対応マニュアル 偽アルドステロン症. 2006. http://www.mhlw.go.jp/shingi/2006/10/dl/s1019-4d9.pdf (2017年6月閲覧)
2) 牧綾子ほか. ツムラ芍薬甘草湯エキス顆粒(医療用)の副作用発現頻度調査. 診断と治療. 104(7), 2016, 947-58.
3) 今津嘉宏. 漢方療法のリスクマネジメント. がん漢方. 北島政樹監. 東京, 南山堂, 2012, 176-84.

3. 小柴胡湯事件から学ぶこと
使い方を誤らないために

「わたしはピリン禁です」

　患者さんへ薬のアレルギーを確認すると、多くの人が「ピリン禁」と答えます。アスピリンが禁忌なのか、ペニシリン系抗菌薬がダメなのか、本人に確認してもよくわからないことが多いので困ってしまいます。アナフィラキシーショックになった経験がある人ならばはっきりと薬剤名を記憶していますが、ほとんどの人はうろ覚えです。抗菌薬だったのか、痛み止めだったのかすらあいまいなことが多く、電子化による薬剤管理の必要性を実感します。

　またアレルギーまでは至らなくても、抗菌薬を投与すると下痢や便秘になったり、めまいやふらつきが起こることがあります。正確に言えばこれも抗菌薬による副作用だと考えてよいでしょう。

　つまり薬剤を投与するときは、多かれ少なかれ薬理作用に伴う症状が出現することを念頭に置いてモニタリングする必要があるのです。

「ずっと飲み続けているから大丈夫」

　降圧薬を何年にもわたり内服している患者さんが、突然原因不明の湿疹が出たとします。季節の変わり目でもなく、虫刺されも考えられない場合、長期内服している降圧薬の副作用を疑わなければなりません。

　薬によるトラブルは、内服してから数時間以内に起こるもの、数日後に

現れるもの、そして数カ月〜数年して出現するものまでさまざまです。薬を処方する医師や薬剤管理を行う薬剤師、服薬状態を観察する看護師と、それぞれが常に注意して自分の役割を果たさなければなりません。

　私はいつも患者さんに「サプリメントでもビタミン剤でも副作用が出ることがあるので注意してください」と話しています。

漢方薬の副作用で死者が……

　漢方薬にはさまざまな薬理作用を持つ成分が含まれています。薬理作用があるということは、前述したように過剰反応や副作用、LD50（→p.126）があるということです。漢方薬投与によるある出来事を紹介します。

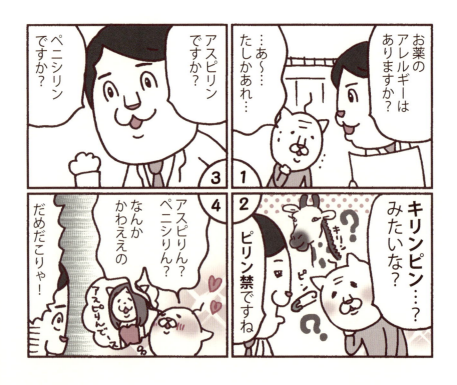

1980年ごろ、まだC型肝炎に治療法が確立されておらず、慢性肝炎から肝硬変になる患者さんの治療法は定期的にグリチルリチン酸を投与するしかありませんでした。当時は超音波検査やCT検査も現在ほど進歩していなかったため、肝細胞がんの発見も難しい状況でした。

　そんなとき『Cancer』という雑誌に非A非B肝炎に漢方薬「小柴胡湯(ショウサイコトウ)」を投与すると肝細胞がんの発生率が下がり、5年生存率が改善するという論文が掲載されました[1]。これには多くの医師が驚き、言葉は悪いですが猫も杓子も困ったら「小柴胡湯(ショウサイコトウ)」を患者さんへ投与する時期がありました。

　しかししばらくして大きなしっぺ返しを受けることになります。川崎医科大学の呼吸器内科から「小柴胡湯(ショウサイコトウ)」によって間質性肺炎が発生するという症例報告が出たのです[2]。その後、この漢方薬による薬剤性間質性肺炎による死亡例が全国から報告されるようになりました。1996年3月2日、朝日新聞の朝刊の一面にも大々的に「漢方薬副作用で死者10人」と大きな見出しで報道されました。

　わたしは今でもその日のことを忘れることができません。食道がんの治療で入院していた40歳代後半の男性が、朝の回診のとき、いつもと全く違った目をしていたのです。その朝は言葉をかけるやいなや、怒りのこもった目で私をにらんだ後、「先生はわたしを殺す気ですか」と声を荒げたのです。その時点ではまさか漢方薬がそのような大きな問題になっていることなど知らなかったため、突然の患者さんの変貌ぶりに驚きました。「先生は漢方薬で私を殺そうと思っているのですか」と震える声で訴える姿を見て、枕元に置いてあった朝日新聞の記事が目に入りました。「なるほど」と合点がいった私は、すべての漢方薬で間質性肺炎が起こるわけではないこと、現在投与している漢方薬は小柴胡湯(ショウサイコトウ)ではないことなどを丁寧に説明しました。しかし、患者さんからは全く理解してもらえず、しばらく気まずい雰囲気が続きました[3]。

小柴胡湯事件から学んだこと

　その後、小柴胡湯に含まれる薬草のうち、どの薬草が副作用の原因なのか、また病態による代謝障害の可能性などが検討されました。そして小柴胡湯は現在漢方薬で唯一禁忌の条件がついています。小柴胡湯を投与するときには常に以下の条件を確認する必要があります。

小柴胡湯の禁忌の条件

1. インターフェロン製剤を投与中の患者
2. 肝硬変、肝がんの患者（間質性肺炎が起こり、死亡などの重篤な転帰に至ることがある）
3. 慢性肝炎における肝機能障害で血小板数が 15 万/mm^3 以下の患者（肝硬変が疑われる）

　現在、がん診療を含め多くの医師が漢方薬を処方しています。漢方薬の薬理作用や併用禁忌、慎重投与などについてあいまいなまま投与しているかもしれません。小柴胡湯事件を繰り返さないために、しっかりと漢方薬について学んでおく必要があります。

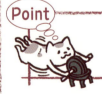

Point 漢方薬を使うときも薬理作用、併用禁忌、慎重投与を必ず確認しよう。

〈引用・参考文献〉
1) Oka, H. et al. Prospective study of chemoprevention of hepatocellular carcinoma with Sho-saiko-to (TJ-9). Cancer. 76（5）, 1995, 743-9.
2) 築山邦規ほか. 小柴胡湯による薬剤誘起性肺炎の 1 例. 日本胸部疾患学会雑誌. 27（12）, 1989, 1556-61.
3) 今津嘉宏. 漢方療法のリスクマネジメント. がん漢方. 北島政樹監. 東京, 南山堂, 2012, 176-84.

Column ⑦ 在宅医療で活躍する漢方薬

　現在、通院治療から在宅医療へと医療の形が変わりつつあります。これまで長く入院していた患者さんたちは、自宅で行う医療へと移行していきます。

薬の量を減らして医療経済効果を上げる

　在宅医療は基本的に1人の医師が患者さんの体全体を診ることになります。それまで病院で白内障は眼科、蓄膿症は耳鼻咽喉科、爪白癬は皮膚科と細かく分かれた医療を受けていた人も、高血圧や糖尿病を中心としたさまざまな病気を1人の医師に治療してもらうことになります。

　一つの病気に一つの薬を処方していたときに比べ、薬の量を減らすこともできます。例えば、アレルギー性鼻炎と不眠症がある方には、眠気という副作用を持つ抗アレルギー剤を投与すれば、2つの薬を1つにまとめることができます。

　何種類も下剤や整腸剤を飲んでいる人は、うまく漢方薬へ切り替えてみてはいかがでしょうか？　新薬と比較して安価で使いやすい漢方薬を用いることで、医療経済効果があります。

患者さんのセルフメディケーションに漢方薬を活用する

　漢方医学の考え方に「未病を治す」というものがあります。「病気になる前に治す」という考え方は、予防医学であったりセルフメディケーションにつながっていきます。

　日ごろ患者さんの状態を十分に把握しているあなたは、春には花粉症の予防、夏には熱中症対策、秋から冬にかけては風邪の予防と、それぞれの季節に合わせてどんな対策をとればよいのか、どんな薬を早めに飲めばよいのかがわかるはずです。

　そんなときこそ漢方薬の出番です。漢方薬を安全・安心に使うことで、患者さんのセルフメディケーションを行うことができます。

4. 西洋薬と併用する際の注意点

ストップ！ 漢方チャンポン

食べ合わせに気をつけよう

　土用の丑の日には鰻を食べますが、鰻と梅干しは食べ合わせが悪いと言われています。贅沢の戒め説、過食の戒め説などさまざまな説がありますが、本当の理由はよくわかっていません。

　グレープフルーツにCa拮抗剤が禁忌という話はご存じですね。グレープフルーツに含まれるフラノクマリン化合物が、小腸の薬物代謝酵素CYP3A4を直接阻害して、Ca拮抗剤の血中濃度を数倍に増やしてしまいます。この阻害作用は3〜4日続くと言われています。

　CYP3A4の阻害によって血中濃度が上昇する薬はマクロライド系抗菌薬、オピオイド、ベンゾジアゼピンなどがあります。<u>漢方薬の材料に使われるミカン科植物由来の生薬やセリ科植物由来の生薬も血中濃度が上昇すると考えられます。</u>

チャンポンすると二日酔いする

　宴会のときにチャンポンすると二日酔いになるのでやめた方がよいと言われています。なぜだと思いますか？

　確かにビールで始まり、ワイン、ウイスキー、ブランデーと飲み進めていくと、翌日二日酔いになりやすいです。実際にはチャンポンするとどれだけ飲んだかわからなくなり、結果飲み過ぎて二日酔いになると考えられ

ます。

　漢方薬もさまざまな種類を組み合わせると、飲み合わせが悪くなる場合があります。漢方薬チャンポンで一番多いのは、同じ生薬が含まれているものの組み合わせです。その中でも甘草は最も注意する必要があります。甘草は前述の通り、偽アルドステロン症を引き起こす危険性があります（→p.126〜）。このため漢方薬をチャンポンするときは、必ず甘草の含有量を確認する必要があります。

　次に注意するのは瀉下作用を持っている大黄と芒硝です。どちらも西洋薬で下剤として使われています。用量依存性に瀉下作用が強まります。

　そしてエフェドリンと同じ作用を持っている麻黄、アコニチンの薬理作用を持つ附子の含有量を確認することが大切です[1)]。

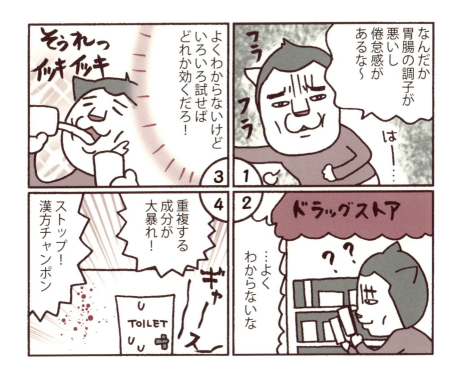

日本で一番使われている大建中湯(ダイケンチュウトウ)の注意事項

　糖尿病の治療薬α-グルコシダーゼ阻害薬のアカルボースは、小腸粘膜上皮細胞に存在する二糖類分解酵素（α-グルコシダーゼ）の作用を競合的に阻害します。また小腸で二糖類から単糖への分解を抑制します。このアカルボースの主な副作用として、未消化の二糖類から腸内細菌によって酢酸、酪酸、乳酸などの有機酸が生成されます。つまり、短鎖脂肪酸や水素ガス、メタンガスなどが生成されることにより、腹部膨満感、便通異常などが起こります。お腹がぱんぱんに張って四六時中ガスが出るため、女性の患者さんには迷惑な薬ですね。

　大建中湯(ダイケンチュウトウ)に含まれる膠飴(コウイ)つまり水飴は、マルトースやデキストリンなどの二糖類を多く含むため、アカルボースとの併用でさらに腸管内の糖質が増え、ガスの産生量が増えます。つまり症状の悪化をきたす可能性があるのです[2]。

　大建中湯(ダイケンチュウトウ)とアカルボースの併用にはご注意くださいね。

胃の中のpHで左右される作用

　胃の中はいつも胃酸の影響でpH1〜2の環境にあります。つまり塩酸や硫酸と同じ強酸である胃酸の存在は、食べたものをペースト状にしてくれます。食べ物に含まれる細菌やウイルスをやっつけてくれますし、胃酸のおかげでわたしたちはさまざまな利益を得ています。しかし、最近はちまたで逆流性食道炎が流行っており、猫も杓子もPPI（Proton Pump Inhibitor：プロトンポンプ阻害薬）が投与されています。PPIの内服が本当に良いのか悪いのか今は判断できませんが、安易にPPIを投与することは避けるべきでしょう。

　この強力な胃酸分泌抑制作用がある薬は漢方薬にも影響を与えます。エフェドリンを含む麻黄(マオウ)やアコニチンの薬理作用を持つ附子(ブシ)はアルカロイドです。アルカロイドとはアルカリ性の性質を持った成分です。アルカロイ

ドは胃の中のpHがアルカリ性だと吸収されやすく、酸性だと吸収されにくい性質を持っています[3]。

一方、酸化マグネシウムなどの瀉下剤は、胃内pHが酸性になると吸収率が上がります。漢方薬の材料として使われている石膏（セッコウ）、竜骨（リュウコツ）、牡蠣（カキ）、滑石（カッセキ）などCaを含むものは胃内pHが酸性だと吸収されやすく、アルカリ性だと吸収が悪くなります。またこれらの鉱物生薬はACE阻害薬との併用で吸収率が低下します。

抗菌薬で左右される作用

抗菌薬で発疹が出たり、めまいがしたり、下痢になったりとさまざまな副作用が出ることはご存じですね。漢方薬も抗菌薬に影響を受けます。

漢方薬の中で腸内細菌が大切な役割を担っている生薬があります。グリチルリチン酸を含む甘草（カンゾウ）、CPT-11療法の遅発性下痢に有効なバイカリンを含む生薬（黄芩（オウゴン）、黄連（オウレン）など）、瀉下に有効なセンノシドを含む大黄（ダイオウ）などです[4]。

大黄（ダイオウ）は胃〜小腸では吸収されず大腸まで到達します。大腸でセンノシドは腸内細菌叢により配合体部分がはずされ活性体レインアンスロンとなります。大黄の作用機序には①粘膜下のプロスタグランジンEを増加させ自然な蠕動（ぜんどう）運動を誘発させる、②粘膜下神経叢の興奮を介した腸管平滑筋運動亢進、③Na^+（ナトリウム）、K^+（カリウム）、ATPase、phosphodiesterase（ホスホジエステラーゼ）の阻害による水分・塩類・グルコース・キシロースなどの吸収阻害などでの瀉下活性があります。

ほかにも覚えておかなければならない併用薬があります。大黄（ダイオウ）、牡丹皮（ボタンピ）、芍薬（シャクヤク）、桂皮（ケイヒ）などに多く含まれるタンニンは鉄や蛋白質と結合し、鉄剤や酵素製剤の作用を減弱させる可能性があります。

漢方薬も西洋薬と同じように併用薬に注意する必要があります。薬剤師と協力して、漢方薬をより効率的に使えるようになりましょう。

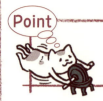

Point 漢方薬と制吐薬、漢方薬と抗菌薬の併用にそれぞれ注意しよう。

〈引用・参考文献〉
1) 今津嘉宏．漢方療法のリスクマネジメント．がん漢方．北島政樹監．東京，南山堂，2012, 176-84.
2) 国分秀也ほか．α-グルコシダーゼ阻害薬服用後に生ずるイレウス様症状対策の薬学的研究．第6回日本病院薬学会年会講演要旨集．1996, 475.
3) 友金幹視ほか．漢方薬の投与方法が成分の血中濃度に及ぼす影響．和漢医薬学会誌．8, 1991, 402.
4) 石原三也ほか．腸内細菌叢に影響する薬剤と漢方薬の併用実態調査．YAKUGAKU ZASSHI. 122 (9), 2002, 695-701.

Column ⑧ 統合医療とは？

　厚生労働省が運営するサイト「統合医療」情報発信サイト（http://www.ejim.ncgg.go.jp/public/index.html）はご存じですか？　統合医療という考え方は海外から輸入されたものです。世界と日本の医療事情はいろいろと違いがあるので、ここで整理してみましょう。

　アメリカ国立補完統合衛生センター（National Center for Complementary and Integrative Health：NCCIH）では、「統合医療」を「従来の医学と、安全性と有効性について質の高いエビデンスが得られている相補（補完）・代替療法とを統合した療法」と定義しています。また、相補（補完）・代替療法については「一般的に従来の通常医療と見なされていない、さまざまな医学・ヘルスケアシステム、施術、生成物質など」と定義しています。

　また世界保健機関（World Health Organization；WHO）は「伝統医療」について、「それぞれの文化に根付いた理論・信心・経験に基づく知見、技術および実践の総和であり、健康を保持し、さらに心身の病気を予防、診断、改善、治療することを目的としている」としています。

　2012（平成24）年度に行われた厚生労働省の『統合医療』のあり方に関する検討会」においては、「統合医療」を「近代西洋医学を前提として、これに相補（補完）・代替療法や伝統医学などを組み合わせてさらにQOL（Quality of Life：生活の質）を向上させる医療であり、医師主導で行うものであって、場合により多職種が協働して行うもの」と位置付けることとしています。

　現在、漢方医学は近代西洋医学ではなく、「伝統医学」と位置づけられています。今後漢方医学について科学的な解明が進めば、近代西洋医学の一部に組み込まれるであろうと考えます。漢方医学のように現時点で裏付け作業がされている分野の相補（補完）・代替療法をうまく近代西洋医学に取り入れることが「統合医療」と位置づけられています。まゆつばものや迷信などを相補（補完）・代替療法と間違わないように注意する必要があります。

5. 附子(ブシ)の取り扱いは要注意!
トリカブトの安全な使い方

毒キノコを食べたことありますか

　真っ赤なかさに白い斑点、毒キノコのイメージは毒々しい色と形ですね。毒キノコによる食中毒は日本全国で報告されています。年間を通して10月に多く発生するキノコ中毒は、日本で起こる食中毒の原因第1位です。
　普段の食生活の中でも注意しなければいけない食品があることはご存じですか？　例えばジャガイモです。ジャガイモには中毒を起こすグリコアルカロイドのソラニン類が含まれています。芽の部分だけでなく、光に当たった皮や未熟なジャガイモに多いとされています。小学校の授業で収穫したジャガイモは意外と危険だと言えます。
　2006年にあるテレビ番組で紹介された調理法で白インゲン豆を食べた158名が吐き気、嘔吐、下痢などの症状を訴えて問題になった事件が起きました。これはインゲン豆に含まれる蛋白質レクチンによる食中毒です。インゲン豆の通常の調理法である「水に十分浸してから、沸騰状態で柔らかくなるまで十分に煮る」を実践すれば食品安全上全く問題はなく、レクチンが熱変成してくれます。しかし、この番組で紹介した調理法は「白インゲン豆を2～3分煎り、粉末状にして食べる」というものでした。加熱不足の状態で白インゲン豆を食べると食中毒を起こしてしまうわけです[1]。

ふぐの肝を食べたことありますか

　日本にふぐの食文化が広がったのは伊藤博文のお陰だと知っていますか？「五十にて河豚の味を知る夜かな」「河豚汁や鯛もあるのに無分別」と小林一茶も松尾芭蕉もふぐ料理を季語とした俳句を残しています。

　文禄・慶長の役により九州に集結した武士の間で、ふぐ中毒で死亡する者が相次ぎました。このため豊臣秀吉が「河豚食禁止の令」を発布し、その後江戸時代も武士に対してはふぐ食を禁じる藩が多く、ふぐ食が発覚した場合には家禄没収などの厳しい処分が下されました[2]。

　1887（明治20）年、伊藤博文が下関にある春帆楼へ滞在していたときに起きたできごとが、日本全国にふぐ料理が広がるきっかけとなりました。

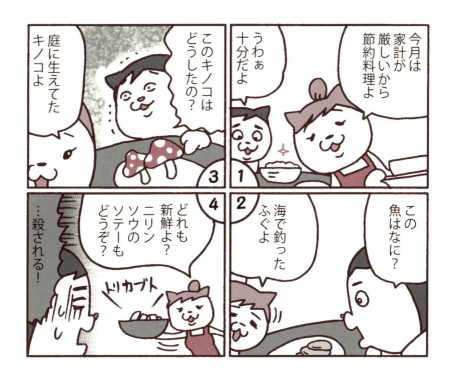

それまでふぐ料理は危険なものとして取り扱われていました。しかし、伊藤博文が春帆楼に滞在していたとき、海が大しけとなり水揚げが思わしくなく、女将は食材に困ってしまいました。当時の女将藤野みちさんが打ち首覚悟で出したふぐを伊藤博文が「こりゃあうまい」と賞賛し、1888（明治21）年、山口県令・原保太郎に命じて、ふぐ食禁止を解除させたのです。これによって「春帆楼」は日本の「ふぐ料理公許第一号」となりました[2]。

神経毒で殺人事件

ふぐの毒はテトロドトキシンという神経毒です。年間500人以上が食中毒を起こし、約50人が死亡しています。ふぐには毒があることを多くの人が知っているので、殺人事件に使われることはあまりないと思いますが、同じ神経毒であるトリカブトは殺人事件で使われました。

トリカブトは日本中に自生する植物で、春になると山菜採りに行った人がニリンソウと間違える事件が発生します。1986（昭和61）年にはトリカブト保険金殺人事件が起こりました。

ふぐの毒もトリカブトの毒もどちらも神経毒です。それぞれの違いとして、ふぐの毒であるテトロドトキシンは「神経、骨格筋の電位依存性 Na^+（ナトリウム）チャネルを選択的に阻害することにより、活動電位の発生を抑制し、興奮伝導を抑えること」によるとされています[3]。トリカブトの毒は「Na^+ チャネルの活性化とこれによる過度の脱分極による興奮性の低下や疼痛伝達の抑制」によって起こります[4]。

つまりふぐの毒とトリカブトの毒は同じ神経毒でも作用機序が逆だということです。トリカブトに含まれる毒はアコニチンです。アコニチンの致死量は2～5 mgと言われています。アコニチンには速効性があります。アコニチンによる中毒症状は10～20分と早く、時間が進むにつれて症状が変化します。ヒグマの胆嚢は「熊胆（ゆうたん）」あるいは「熊の胃（くまのい）」と言って昔から薬として重宝されてきました。アイヌ民族がヒグマの胆嚢を松前藩へ献上す

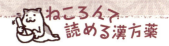

るため鏃（矢の先端につけた刺突具）にトリカブトを塗って狩りをしていたそうです。

アコニチン服用時の時間経過と症状[5]

初期：口腔・咽頭の灼熱感・しびれ、四肢末端のしびれ、酩酊状態、心悸亢進、めまい

中期：嘔吐、流涎、嚥下困難、脱力感、起立不能

末期：血圧低下、呼吸麻痺、痙攣

死因の65％は心室細動、25％は長時間の無収縮

附子はトリカブトから作られる

　漢方で附子と呼んでいるものはトリカブトの塊根で、アコニチンが主成分の一つです。

　現在、医療用医薬品として使われているアコニチンは熱処理が行われ、毒性が減弱されているので安心・安全に使用することができます。しかしいくら毒性がなくなったと言ってもLD50（→p.126）はあるので注意する必要があります。

　皆さんが附子を安心・安全に使うためのポイントをお教えします。私が実際の臨床で経験を積み重ねたものですので、薬理学的でも科学的でもありません。私個人が年間数千人に30年間投与をしてきた経験からの知見です。あくまで個人的な意見ですのでご了承くださいね。

---

1. トリカブトの毒が医療用医薬品となっているものが「附子」「アコニチン」と呼ばれている。
2. 附子、アコニチンの薬理作用が出現するのは30分以内である。

3. 全例に薬理作用として口腔内・咽頭の灼熱感・しびれが出現する。
4. 薬理作用は個人差がある。つまり感受性・過敏性に個人差がある。
5. 約10,000人に1人は附子、アコニチンの反応が強く出るので、最初の投与時は30分程度のモニタリングが必要である。

どんな薬にも副作用があります。しかし薬理作用と副作用を混同しないように注意することが大切です。特に附子、アコニチンを投与するときは慎重にモニタリングをしましょう。附子、アコニチンは薬なので、中毒症状と言われる初期症状が出現することがあります。しかしその症状が薬理作用なのか副作用なのかを判断するのが皆さんです。ぜひ附子、アコニチンを使いこなしてくださいね。

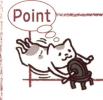

Point

トリカブトをうまく活用して人助けをしよう。

〈引用・参考文献〉
1) 厚生労働省. 白インゲン豆の摂取による健康被害事例について. 2006. http://www.mhlw.go.jp/houdou/2006/05/h0522-4.html（2017年6月閲覧）
2) 春帆楼ホームページ. https://www.shunpanro.com/fugu/history.html（2017年6月閲覧）
3) 日本薬学会 薬学用語解説 テトロドトキシン. http://www.pharm.or.jp/dictionary/wiki.cgi?%E3%83%86%E3%83%88%E3%83%AD%E3%83%89%E3%83%88%E3%82%AD%E3%82%B7%E3%83%B3（2017年6月閲覧）
4) Ameri, A. The effect of Aconitum alkaloids on the central nervous system. Prog Neurobiol. 56(2), 1998, 211-35.
5) 日本中毒情報センター. 保健師・薬剤師・看護師向け中毒情報 トリカブト. http://www.j-poison-ic.or.jp/tebiki20121001.nsf/SchHyodai/21C35DE009BD8879492567DE002B89B0/%24FILE/M70181_0100_2.pdf（2017年6月閲覧）

column ⑨ 富山の薬売り

　皆さんはJR富山駅の前にある銅像を見たことがありますか？　富山の薬売りの姿を模した銅像が2体並んでいます。この銅像には「富山のくすりやさんは、柳行李（やなぎごおり）を背負い、多くの困難を克服しながらよく効くくすりを配置し、三百余年にわたって人々の健康を守り続けてきました。お得意様とは先用後利の商法で強い信頼関係を築き、子どもたちからはお土産の紙風船を通じて親しまれ、その来訪が心待ちにされていました」と記されています。

　現在のようにコンビニエンスストアやインターネットがなかった時代に薬を手に入れるのはなかなか難しいことだったのでしょうね。

　現代では24時間365日、簡単に薬を手に入れることができます。一般用医薬品がドラッグストアに溢れています。この一般用医薬品をうまく活用することで、もっと効率のよい医療が提供できると考えます。

医師の処方せんでもらう薬とドラッグストアで買える薬

　医師の診察を受けてから受け取る薬は医療用医薬品です。インターネットやコンビニで買える薬は一般用医薬品です。医療用医薬品と一般用医薬品の違いは、1章「民間薬とどう違う？」（→p.14〜）でお話しさせていただきました。

　医療機関を訪ねる時間がないときや軽症な場合は、自己責任で一般用医薬品を活用するとよいでしょう。ただし注意しなければならないのは、持病を持つ方や体質的に薬のトラブルを起こしやすい方は、必ず医師の判断を仰ぐことが必要です。その上で一般用医薬品をうまく使いセルフメディケーションができます。

最初はドラッグストアか調剤薬局で

　漢方薬初心者は基本をしっかりと身につけておく必要があります。自己流で服用してしまうと後が大変です。変な飲み癖がついてしまうと治るものも治せなくなりますから。

　最初は、薬剤師のいるドラッグストアか調剤薬局を訪ねましょう。現在の医療制度には「かかりつけ薬局」というのがあります。登録すると24時間365日、薬の相談に乗ってくれるシステムです。これを活用すれば一般用医薬品であなたに合った薬を見つけることができます。かかりつけ薬局を持つことは、あなたのセルフメディケーションにはなくてはならないものです。

6. 下剤を使えば下痢をする

こんなはずじゃなかった…！

一石二鳥

　日本東洋医学会が行った調査結果で1番多かった副作用が胃腸障害です。「胃がもたれる」「胃痛がする」などの上部消化管症状と、「下痢」「腹痛」といった下部消化管症状を合わせると全体の50.8％にも上りました（→p.126～）。

　上部消化管症状の原因と考えられる生薬への反応には個人差があり、特にセリ科の植物である当帰（トウキ）や川芎（センキュウ）で胃もたれの症状が起こるようです。また鉱物である石膏（セッコウ）、竜骨（リュウコツ）、牡蠣（カキ）なども胃にさわることがあります。地黄（ジオウ）は多年草の根を乾燥させたものですが、胃もたれの症状を訴える場合があります。

　もし漢方薬で上部消化管症状が出た場合は、一緒に胃薬を処方するとよいでしょう。特に漢方薬の有効成分はアルカリ性の場合が多いので、私は力価の低いヒスタミン H_2 受容体拮抗薬（H_2 blocker）を処方するようにしています。アルカリ性の成分のことをアルカロイドといいます。胃の中のpHは胃酸によってpH1になっていますので、アルカロイドの吸収率は低下します。しかし H_2 blocker やプロトンポンプ阻害薬（PPI）を投与すると胃内はpH7.4以上になるので、アルカロイドの吸収率が上がります。

　つまり、副作用として上部消化管症状が出た場合は、胃酸を押さえることで副作用を緩和し、漢方薬の治療効果も上げることができるわけです。

まさに一石二鳥ですね。

鶏が先か卵が先か

　下部消化管症状として腹痛や下痢が多く認められます。それはどうしてでしょうか？　実は漢方薬には2種類の下剤が含まれているからです。一つはプルゼニド®、もう一つはマグミット®です。

　プルゼニド®の薬理作用は、センノシドと呼ばれる成分が大腸に到達すると腸内細菌の作用でレインアンスロンという成分に変わります。このレインアンスロンが腸を刺激して腸管を動かし便秘を改善します。センノシドはセンナという植物から抽出されます。そう、このセンナの成分を含む生薬が漢方薬に使われています。それが大黄（ダイオウ）です。この大黄（ダイオウ）を含む漢方薬

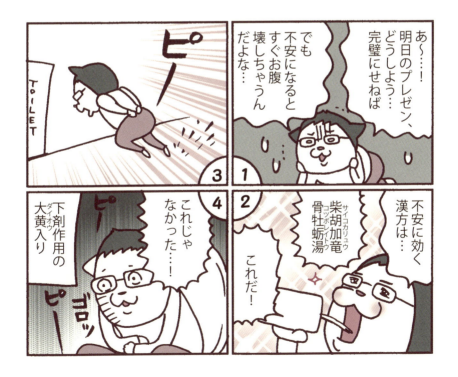

の副作用を知らずに服用すると、患者さんは腹痛や下痢になります。

　マグミット®は水分を保持する作用があり、便の量を増やすことで腸管を刺激します。マグミット®は酸化マグネシウムですが、漢方薬に使われているのは芒硝（ボウショウ）という硫酸マグネシウムです。この芒硝（ボウショウ）が入っている漢方薬も副作用を知らずに使うと腹痛や下痢になります。

　大黄（ダイオウ）や芒硝（ボウショウ）が先か、プルゼニド®やマグミット®が先か、どちらが先かはわかりませんが、漢方薬で使われている大黄（ダイオウ）や芒硝（ボウショウ）の使用目的は単に下剤としてだけではありません。このへんが漢方医学の不思議なところです。大黄（ダイオウ）は精神的な不安などを治療する漢方薬に含まれていますし、芒硝（ボウショウ）は体に熱を持ったときに用いる漢方薬に含まれています。

薬理作用か、副作用か

　実はまだ私も理論的にしっかりと説明できないことがあります。それは漢方薬の治療をすると起こる反応についてです。実際に漢方治療を始めると、一過性に患者さんの体調が悪くなることがあります。この反応を漢方医学では「瞑眩（めんげん）」と呼びます。「漢方薬の効果によって、体が抵抗力を回復し、病気を攻撃し始めたために起こると考えられている。薬の副作用や病気の急な悪化と瞑眩（めんげん）とを区別することは漢方の専門家でも難しい場合が多い」とされています[1]。

　特にアトピー性皮膚炎などの皮膚疾患や消化器系疾患の患者さんでは、一時的に皮膚の状態が悪化したり、下痢や便秘になったりすることを経験します。

　私は患者さんへ漢方治療をするときに、必ず漢方薬の副作用について時間をかけて説明するようにしています。薬理学的にわかっている副作用以外で予測されるものについては十分に説明し、同意を得るように心がけています。「漢方薬だから大丈夫」ということは決してありません。ぜひ皆さんも患者さんへ漢方薬を投与するときは、十分な説明を行い同意を得るようお願いします。

漢方薬を安全に安心して内服するための説明

　がん化学療法の説明をすると副作用が怖くて治療を断念する患者さんがいらっしゃいます。抗がん剤の副作用の説明が、治療効果の説明よりも頭に刻まれてしまったのでしょう。

　同じように、漢方薬を処方して、数週間が経過し来院された患者さんから、「薬局で先生が処方した漢方薬は、副作用があると説明されたので、内服しませんでした」「むくみを改善したくて、受診したのに、先生が処方した漢方薬でむくむと薬局で説明を受けたので、内服していません」と言われたことが、何度もあります。

　病気を治すとき、精神的不安を取り除き、肉体的負担を軽減することが必要となります。薬を使った治療をするときは、薬を使ってもらわなければ、なおすことはできません。安全に安心して薬を使ってもらえるように、内服方法から副作用まで、患者さんに理解してもらえるように説明します。しかし、ついつい副作用の説明を強調してしまいがちで、患者さんが薬を使うことが怖くなってしまう場合があります。

　例えば、「……というわけで、この漢方薬には、副作用がありますが、あなたの体を治すためには必要です。安心して内服してみてください。もし、何か疑問や不安があったら、いつでも連絡をしてくださいね」と、患者さんへわかりやすく説明するよう、心がけましょう。

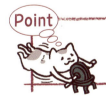

Point　漢方薬にも副作用があることを十分に説明し、必ず同意をとるようにしよう。

〈引用・参考文献〉
1）日本薬学会　薬学用語解説　瞑眩．http://www.pharm.or.jp/dictionary/wiki.cgi?%E7%9E%91%E7%9C%A9（2017年6月閲覧）

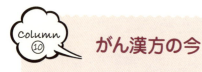

がん漢方の現状

　「がんにおける漢方薬に対する意識調査」をした結果、90％以上のがん患者さんへ漢方薬が処方されていることがわかりました。しかし、漢方薬の基礎的な知識や使い方について学んだ医師や薬剤師は全体の約30％でした[1]。そこで2012年の夏、私は『がん漢方』という本[2]に、基礎研究から実際の使い方をまとめました。そして、「漢方キャラバン」を国立がん研究センターを中心に開催し、多くの方に参加していただきました。

　現在、いくつかの漢方薬が、がん診療の現場で安全・安心に使えるようになっています（表1）。口内炎[3]、下痢、末梢神経障害[4]、食欲低下など、西洋医学では対応が難しい症状に漢方薬を活用することで、患者さんのQOLを改善することができます。

表1　がん診療に使われる漢方薬

症状	漢方薬	制がん剤	ポイント
口内炎	半夏瀉心湯（ハンゲシャシントウ）	制がん剤	局所投与する場合は、用量依存性を考慮する
下痢	半夏瀉心湯（ハンゲシャシントウ）	CPT-11療法	早期下痢にも、遅発性下痢にも有効
末梢神経障害	牛車腎気丸（ゴシャジンキガン）	タキサン系抗がん剤 白金誘導体製剤	投与するタイミングが大切
食欲低下	六君子湯（リックンシトウ）	白金誘導体製剤	末梢性と中枢性に作用する

がん漢方活用のポイント

　西洋医学では手の届かないところに、漢方薬を使った治療を組み合わせることが大切です。西洋医学でできることをわざわざ漢方薬で行う必要はありません。

　例えば口内炎はほとんどすべてのがん化学療法で遭遇する副作用ですが、なかなか良い手立てはありません。昔は硝酸銀で口内炎を焼いて治していました。最近では、ステロイド外用薬を中心とした外用薬の添付か、亜鉛を含んだ内服薬などを使用しますが、治療効果は今ひとつです。ここで漢方薬の出番になります。当院で使用

している漢方薬は半夏瀉心湯（→p.93）、黄連湯（→p.114）、茵蔯蒿湯（→p.100）のうち、半夏瀉心湯と黄連湯です。どちらも保険適用がありますが、特に半夏瀉心湯は添付文書で「口内炎に対して本剤を使用する場合は、口に含んでゆっくり服用することができる」と記載されており、使い方にコツがあります。

まず半夏瀉心湯を大さじ1杯、約20mLのお湯（80℃以上）でペースト状に溶かします。この半夏瀉心湯ペーストを口内炎に塗ってください。最初の数分間は染みて痛みますので、患者さんへは必ず痛みがあることを説明しておきましょう。そうしないとびっくりしてしまい、100％塗ってくれなくなります。

半夏瀉心湯ペーストを口内炎に塗るタイミングは2つあります。一つは口内炎が痛くて食事が進まないとき、食前10分前のタイミングで塗ります。塗ってから5分程度は染みて痛みますが、その後は痛みが消え、食事が染みなくなり、十分な摂取が期待できます。これにより栄養状態が維持され、免疫力低下を防ぐことができます。

もう一つは食後と就寝前のタイミングです。こちらは塗った後、口の中を水などでゆすがないように指導しましょう。すると、口内炎の治癒期間が3～5日程度と短縮されます。

口内炎が単発ではなく多発している場合や、放射線治療のために広範囲にわたっている場合は、半夏瀉心湯ペーストをコップ4分の1ぐらいのお湯に溶かして口の中をゆすいでもらうと効果的です。ポイントはゆすぐ回数ではなく、効果が濃度依存性だという点です。溶液の濃度が濃ければ濃いほど効果が高いです。

この半夏瀉心湯ペーストは最も患者さんに感謝される治療法ですので、ぜひ活用してくださいね。

〈引用・参考文献〉
1) Ito, A. et al. First nationwide attitude survey of Japanese physicians on the use of traditional Japanese medicine (kampo) in cancer treatment. Evid Based Complement Alternat Med. 2012.
2) 今津嘉宏編．がん漢方．北島政樹監．東京，南山堂，2012，197p.
3) 宮野加奈子ほか．抗がん剤治療による口内炎に対する半夏瀉心湯の効果～明日の口内炎患者のために～．日本薬理学雑誌．146（2），2015，76-80.
4) Matsumura, Y. et al. The prophylactic effects of a traditional Japanese medicine, goshajinkigan, on paclitaxel-induced peripheral neuropathy and its mechanism of action. Mol Pain. 2014 10：61 DOI：10.1186/1744-8069-10-61

子どもへの漢方薬投与とオブラートの使い方

背の丈に合わせて

　子どもへ風邪薬を飲ませる際は、まず年齢と体重を確認する必要があります。それは漢方薬でも同じです。厚生労働省の通知「一般用漢方製剤承認基準」に添った「新 一般用漢方処方の手引き」（合田幸広ほか監、日本漢方生薬製剤協会編）に則って投与すべきです。成人の1日に用いる量を1として年齢、体重、症状により増減しましょう。小児用量は以下の量を基準にします。

15歳未満7歳以上	成人用量の2/3
7歳未満4歳以上	成人用量の1/2
4歳未満2歳以上	成人用量の1/3
2歳未満	成人用量の1/4以下

オブラートの使い方

　皆さんはオブラートをうまく活用していますか？　オブラートはデンプンでできています。パリパリと乾燥した状態で薬を包み、内服します。しかし乾燥したまま口の中に入れてしまうと、口腔粘膜や舌にくっついて破れてしまい、せっかく包んだ薬が口の中に広がってしまいます。これでは役に立ちません。

　正しいオブラートの使い方は、コップに4分の1～3分の1程度水を入れます（ツーフィンガー程度）。その中にオブラートに包んだ薬を浮かべて約2分待ちます。するとオブラートがゼリー状に溶けてくれます。このとき水の温度は常温がよいでしょう。冷たいとオブラートは溶けにくくなり、逆に温かいと溶けやすくなります。

　包んだ薬が破れて出てしまわないうちに水ごと飲み込んでもらいます。すると薬の味を感じずにスルッと内服することができます。ぜひ試してみてくださいね。

Case Study

春になると便通が不安定に

　春になると真新しいランドセルが大きくて小さな体が隠れてしまい、ランドセルだけがピョンピョン跳びはねる光景を目にします。そんな大切な記念日には「ちょっとぜいたくにお寿司でも」と気分が盛り上がりますね。回転寿司しか知らない子どもたちにカウンターでいただくお寿司デビューの機会にしてもいいかもしれません。

　今回ご紹介するHさんは、上場企業で働く38歳の女性です。昨年の6月中旬、「便通が不安定で月経も不規則なんです。昨年、子宮頸がん検診でクラス3aと言われ、3カ月ごとに婦人科で経過を診てもらっています」と訴えて受診されました。

　話をよく聞くと、症状のはじまりが毎年桜が咲くより前の時期に一致していることがわかりました。どうも冬から春への季節の変わり目に体調が狂っているようです。

　「春になると何となく毎日精神的な不安を感じて、ちょっとしたことでイライラしてしまいます」と話され、月経に関連して起こる精神症状として皆さんもよくご存じの「月経前症候群」が認められました。

　「Hさん、睡眠はどうですか？」という問いに、「ええ、よく夢を見るんですよ。寝た気がしなくて、朝起きても疲れていることがあります」とのことでした。

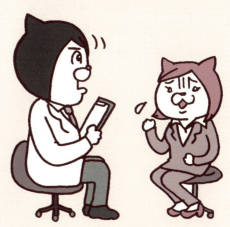

　そこで便通障害（過敏性腸症候群？）、月経前症候群、睡眠障害というさまざまな病状に効く"ある薬"を一つだけ処方することにしました。

yomiDr.「いのちに優しく　いまづ医師漢方ブログ」2013年4月5日より引用改変

皆さんならこの症状にどんな診断を下し、何の薬を処方しますか？　これだけの情報ではわからない？　ではこれまでに学んできたことをもとに、必要な情報を追加していきましょう。

❁ 問診でわかること ▶ p.50〜をおさらい！

　Hさんはスラックスを履いて診察室へ入ってきました。眼鏡をかけて髪を短く切った姿はどこから見ても「デキる女性社員」です。食欲は普通にあり、規則正しく摂っているとのこと。薬のアレルギーはなく、現在内服している薬もなく、サプリメントは飲んでいないそうです。都内のマンションで1人暮らしをしているとのことでした。

❁ フィジカルアセスメントでわかること ▶ p.56〜をおさらい！

　身長約160cm、体重は50kgと中肉中背で、さっぱりとした性格に見えます。体温は36℃、血圧110/65mmHg、脈拍数は60回/min、脈はやや沈で、太さは中間、強さはやや弱い程度でした。眼瞼（がんけん）結膜には貧血や黄疸を認めませんでした。舌は紅色で白苔はなく、歯痕（しこん）はありません。頸部にリンパ節は触知せず、呼吸音および心音に異常はありませんでした。腹部所見として、腹力は中等度で胸脇苦満をわずかに認めましたが、心窩（しんか）痞硬（ひこう）はありませんでした。臍下（さいか）の左右にお血（けつ）を認め、下肢に浮腫はありませんでした。

　さて、皆さんはどう診断したでしょうか？　まずは現代医学で考えてみてください。問診からは便秘で月経不順だということがわかります。また原因はわかりませんが、春先になると症状からわかるように精神的ストレスがかかっているようです。そして月経前に精神症状が出ています。睡眠については入眠障害はありませんが、中途覚醒があります。理学所見はあまり多くないようですがいかがでしょうか？

虚実、陰陽、六病位、気血水でわかること ▶p.8～をおさらい!

　漢方医学の虚実、陰陽、六病位、気血水で診断していきましょう。

　Hさんは中肉中背ですから「虚実」には当てはまらないかもしれませんね。でも自分の体の不調を訴えているので、その時点で「虚」に傾いていると言えます。「デキる女性社員」という印象やさっぱりとした性格から、陰陽で考えれば「陽」と判断できます。都会で女性が1人で生活していることからもエネルギーがあると判断できますから「陽」であると言えますね。

　病期はどうでしょう。春になって体調が悪くなっているので、急性期から慢性期へ移行するような状態と言えます。急性期ではないので、あまり無理して六病位に当てはめなくてもよいでしょう。

　次は気血水で考えてみましょう。「気」には3つのポイントがありましたね。①肉体的な変化、②精神的な変化、③消化器系の変化で考えます。まず月経という肉体的変化があります。月経前症候群の精神症状がありますから精神的変化も認めています。便秘は消化器症状ですから、「気」についてはすべて揃っています。

　「血」は月経に関連する症状があります。「水」の異常は全体からは見つけることはできません。

処方した漢方薬は? ▶p.78～をおさらい!

　舌の色は紅色で舌苔がないため、胃の状態は悪くないです。腹部所見で胸脇苦満があるので、どうも柴胡を含んだ漢方薬服用を考えた方がよさそうです。心窩痞硬はありませんから人参湯類はいりません。臍の下にお血がある、つまり便秘が考えられます。お血があるからにはお血の薬が必要です。

　いつも元気でバリバリ仕事に打ち込んでいる女性が春先になると調子を崩してしまう。原因は季節が変わることで、従来は「実」で「陽」な人が

春先だけ「虚」へと傾いてしまう。何かが足りなくなったとき、弱い部分に症状が出る。これまでの所見を総合して、その原因が精神的な症状と月経の不調だということがわかります。漢方医学で言えば「気」と「血」の異常と言えます。そこで腹部所見を参考に漢方薬を選ぶと、「柴胡（サイコ）」と「お血」というヒントがあるわけです。

お血に使う代表的な漢方薬は当帰芍薬散（トウキシャクヤクサン）、加味逍遙散（カミショウヨウサン）、桂枝茯苓丸（ケイシブクリョウガン）です。この中で柴胡（サイコ）を含んでいる漢方薬は加味逍遙散（カミショウヨウサン）のみです。加味逍遙散（カミショウヨウサン）は「気」と「お血」の異常によく用いられています。

✿ Hさんのその後

加味逍遙散（カミショウヨウサン）を処方した後、何度かクリニックへ来院したHさんは、桜の花が散るようにさまざまな症状がよくなっていきました

不安を感じている人は神経伝達物質であるアロプレグナノロンが減ってしまっているのですが、加味逍遙散（カミショウヨウサン）はこれを増やす役割があると言われています。よく男性の癲癇（かんしゃく）持ちにも使われる加味逍遙散（カミショウヨウサン）は速効性があり持続性もあるため大変使いやすい薬です。

◆ ◆ ◆

私がHさんに加味逍遙散（カミショウヨウサン）の治療を始めて約1年が経ちました。例年以上に寒さが厳しかった冬も終わり、今年も桜の季節となりました。Hさんが今年も外来へやって来ました。開口一番、「今年の春は何年かぶりに桜の花を楽しく見ることができました」と弾んだ声で話されました。加味逍遙散（カミショウヨウサン）のおかげで寒い冬を元気に乗り越えることができ、春を気持ちのよい時間として過ごすことができたようでした。

●著書略歴

今津 嘉宏（いまづ よしひろ）
芝大門 いまづクリニック 院長

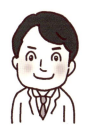

略歴

1988 年	藤田保健衛生大学医学部卒業
1988 年	慶應義塾大学医学部外科学教室入局
1989 年	国保南多摩病院（現 南多摩病院）外科医員
1990 年	国立霞ヶ浦病院（現 国立病院機構霞ヶ浦医療センター）外科医員
1991 年	慶應義塾大学医学部外科学教室助手
1994 年	東京都済生会中央病院外科医員・副医長
2009 年	慶應義塾大学医学部漢方医学センター助教
2009 年	World Health Organization（WHO）Intern
2011 年	北里大学薬学部非常勤講師（2011～2013 年）
2013 年	芝大門 いまづクリニック院長
	慶應義塾大学薬学部非常勤講師（2013～2015 年、2020～2021 年）
	北里大学薬学部非常勤教員（2014～2020 年）
2014 年	首都大学東京非常勤講師（2014～2020 年）
2020 年	藤田医科大学医学部客員講師

学会資格等

日本胸部外科学会認定医、日本外科学会認定医・専門医、日本消化器内視鏡学会専門医・指導医、日本消化器病学会専門医、日本がん治療認定医機構認定医・暫定教育医、日本東洋医学会専門医・指導医、日本医師会産業医・健康スポーツ医

著書

『特集：看護師として知っておきたい！ 漢方薬の知識』（『看護技術』2011 年 9 月号）メヂカルフレンド社、2011
『がん漢方』南山堂、2012
『仕事に効く漢方診断』星海社、2016

趣味

新婚旅行から現在まで、家族との日常の風景や旅の思い出などをイラストで手描きし、アルバムにしています。

ねころんで読める漢方薬
―やさしい漢方入門書/
ナースと研修医が知っておきたい漢方のハナシ

2017年11月10日発行　第1版第1刷
2023年5月10日発行　第1版第5刷

著　者　今津 嘉宏

発行者　長谷川 翔

発行所　株式会社メディカ出版
　　　　〒532-8588
　　　　大阪市淀川区宮原3-4-30
　　　　ニッセイ新大阪ビル16F
　　　　http://www.medica.co.jp/

編集担当　稲垣賀恵／二畠令子／粟本安津子
装　　幀　市川 竜
イラスト　藤井昌子
印刷・製本　三報社印刷株式会社

© Yoshihiro IMAZU, 2017

本書の複製権・翻訳権・翻案権・上映権・譲渡権・公衆送信権
（送信可能化権を含む）は、（株）メディカ出版が保有します。

ISBN978-4-8404-6210-5　　Printed and bound in Japan

当社出版物に関する各種お問い合わせ先（受付時間：平日9:00〜17:00）
●編集内容については、編集局 06-6398-5048
●ご注文・不良品（乱丁・落丁）については、お客様センター 0120-276-115